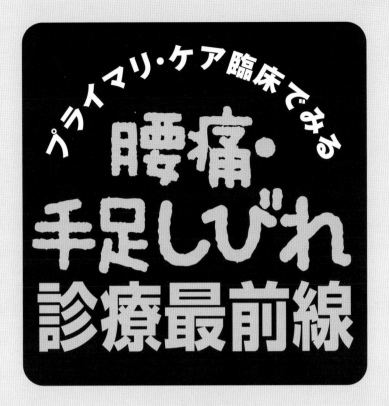

プライマリ・ケア臨床でみる
腰痛・手足しびれ診療最前線

OHTORI Seiji
大鳥精司
千葉大学大学院医学研究院 整形外科学 教授

ORITA Sumihisa
折田純久
千葉大学大学院医学研究院 先端脊椎関節機能再建医学講座/整形外科学 特任准教授

編集

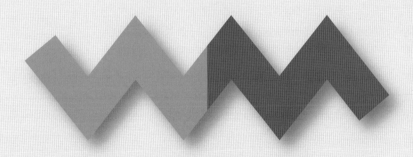

三輪書店

執筆者一覧

編 集

大鳥精司	千葉大学大学院医学研究院 整形外科学 教授
折田純久	千葉大学大学院医学研究院 先端脊椎関節機能再建医学講座/整形外科学 特任准教授

執 筆（執筆順）

折田純久	前掲
稲毛一秀	千葉大学大学院医学研究院 整形外科学 助教
野田和敬	千葉大学大学院医学研究院 診断推論学/総合診療科 助教
生坂政臣	千葉大学大学院医学研究院 診断推論学/総合診療科 教授
関口　縁	千葉大学大学院医学研究院 脳神経内科学 助教
藤本和輝	千葉県済生会習志野病院 整形外科
國吉一樹	流山中央病院 整形外科 副院長
國府田正雄	筑波大学医学医療系 整形外科 准教授
古矢丈雄	千葉大学医学部附属病院 整形外科 講師
上原孝紀	千葉大学大学院医学研究院 診断推論学/総合診療科 講師
鵜沢顕之	千葉大学大学院医学研究院 脳神経内科学 助教
小林英一	千葉大学医学部附属病院 脳神経外科/包括的脳卒中センター 診療教授
三澤園子	千葉大学大学院医学研究院 脳神経内科学 准教授
上田秀樹	千葉大学医学部附属病院 心臓血管外科 講師
松宮護郎	千葉大学医学部附属病院 心臓血管外科 教授
田口奈津子	千葉大学大学院医学研究院 臨床腫瘍学 准教授
鐘野弘洋	千葉大学医学部附属病院 麻酔・疼痛・緩和医療科 助教
水野裕子	千葉大学医学部附属病院 麻酔・疼痛・緩和医療科 助教
鴨田博人	千葉県がんセンター 整形外科 主任医長/リハビリテーション科 部長
長谷川直	千葉大学医学部附属病院 精神神経科・緩和ケアセンター 特任講師
清水啓介	千葉大学医学部附属病院 整形外科
岸田俊二	聖隷佐倉市民病院 整形外科 部長
江口　和	独立行政法人国立病院機構下志津病院 整形外科
金元洋人	千葉大学大学院医学研究院 整形外科学/金元整形外科医院 副院長
西能　健	医療法人財団五省会西能病院 整形外科 診療部長

（執筆時点）

発刊にあたり

　日常診療において多くの患者が痛み・しびれに苦しんでいる．痛み・しびれは単独で症状を呈することもあるが，混在することもある．過去にさまざまな動物モデルが開発されその病態の検討が行われてきたが，いまだ明確な機序は不明であり，有効な薬剤に乏しいのが現状である．臨床的に重要なのはそれらの症状を正確に評価し，その病態を突き止め，それに応じた治療を行うことである．ただ残念ながら，評価・診断の間違い，その結果としての治療の遅延が生じ，最終的に患者に大いなる不利益をもたらすことも少なくない．

　本書は，第Ⅰ章では，「痛み・しびれのメカニズムと腰痛総論」が記載されている．特に，痛みやしびれの概念・分類，さらには最も罹患率が高いと思われる腰痛の疫学，腰痛のプライマリ・ケアにおける治療を取り上げている．国民の85％は腰痛を経験するので，その基礎的概念を含めた内容は大変参考になる構成となっている．第Ⅱ章では，「しびれの評価と治療」について記載されている．総合診療科，脳神経内科，整形外科の立場から，障害部位からの症状の出現の様式，伝達経路，しびれの分布，実際の診察の仕方，運動療法，各種薬物を用いた治療，侵襲的治療，などが明確に記載されている．第Ⅲ章では「症例でみる痛み・しびれの実際」について記載されている．脳・脊髄などの中枢神経由来の，また頚椎・腰椎神経由来の痛み，しびれのおのおのの疾患の特徴，画像評価，治療が述べられている．痛み・しびれに関して，筋骨格由来以外にも，感染症，悪性腫瘍，自己免疫疾患，消化器，泌尿器，産婦人科臓器，血管，皮膚，脂肪由来など多岐にわたる．これらの領域に関してもそれぞれの専門家により，詳細に記述がされており，鑑別に関する知識の習得に役立つ．難治性である複合性局所疼痛症候群（complex regional pain syndrome：CRPS），線維筋痛症，精神疾患，心理・社会的背景，疾病利得，発達障害の痛み・しびれも近年増えており，最近の話題も盛り込まれている．第Ⅳ章では「痛み・しびれのトピックス」が記載されている．高齢化社会を迎えて，フレイル，サルコペニア，ロコモティブシンドロームに付随した姿勢異常による，また骨粗鬆症性由来の疼痛・しびれを持つ患者が増えている．これらは薬物反応性に乏しく，運動療法の重要性が考えられる．また，拡散テンソルを用いたMRIでは痛み・しびれを可視化することも可能となっている．

　本書はいま現在考えられる，痛み・しびれの機序を包括的に捉え，最新の知見を加味し，診断・治療体系を学ぶ最適の書である．少しでも読者に有益であることを期待する．最後に本書発刊にあたりご尽力いただいた，折田純久先生，ご執筆いただきました諸先生方，そして三輪書店の方々には深く御礼申し上げる．

2019年3月吉日

千葉大学大学院医学研究院 整形外科学 教授　**大鳥精司**

序　文

　人類の太古の歴史において，痛みは最も基本的かつ原始的な情動体験であり，そして医療の手を求める最大の理由となり続けた．多分に主観的な要素が強い「痛み，しびれ」について，いかにこれらを科学的かつ客観的に捉えるか，そしていかに日常診療に活かすべきかがこれまでの重要な課題であった．

　さらには超高齢社会に突入した本邦において，骨粗鬆症やサルコペニアなど運動器の障害とそれに伴う新しい機序の痛みの存在が新たにクローズアップされ，さらに新規薬剤やインターベンション治療など，痛みに対する治療法が多数世の中に出たことから，おのおのの概念を十分に理解することは非常に重要なことになりつつある．しかし痛みやしびれを系統的に学ぼうとした場合の専門書の数多さ，そしてその奥深さは読破と理解に困難を要することも多く，これらの病態をまんべんなく解説することのできる書物を見つけるのは時に困難であった．

　元来，痛み・しびれの世界は深く理解しようとすると深淵すぎ，概要を理解しようとすると浅い知識に終わることも多く，結果として実臨床への応用がしがたいこともしばしばであった．そのような中，三輪書店の編集者の方からご提案を受けて本書は編纂され，このたび上梓のはこびとなった．

　本書の最大の特徴は，整形外科，脳神経内科，脳神経外科，麻酔科・ペインクリニック，血管外科，総合診療科など，千葉大学医学部附属病院を中心に日常診療において痛み・しびれに対峙しているあらゆる診療科のエキスパートが一堂に会し，その診療極意を具体的・かつ存分に，惜しみなく各項目のポイントとともに披露・解説している点である．

　本書では，プライマリ・ケアの日常診療で最も遭遇頻度の高い腰痛を念頭に置いて痛みの解説が進められるが，しびれについては腰痛にこだわらず手足のしびれとそれに関わる診療科から多面的に触れている．特に第Ⅲ章では随所に典型的な症例とその解説を挙げていただくことで，ややもすると具体的なイメージなく把握しがたい痛み・しびれを具体的に学習・考察することができるようになっている．さらに心理・社会的因子が関連するといわれる慢性疼痛については精神科医，臨床心理士による解説も掲載することで多面的な考察が可能となった．つづく第Ⅳ章では，痛みを把握し，考察するうえで重要となる最新研究や知識についても述べることで，総合的に痛みとしびれを考察できるようにした．

　各項目の執筆を各分野のエキスパートにお願いするにあたり，同一疾患や項目について複数の著者が触れることもあったが，医学的な齟齬がなければ基本的には記述を残した．これにより，同一疾患や概念であっても複数科の立場からみた見解を学ぶことができる．このような試みを実現した書物は知る限りではなく，これにより本書は多科による横断的な記述を持ったこれまでに類をみない痛み・しびれの専門書となったと自負しており，このような独特の構成を許容していただいた三輪書店には心より御礼申し上げる次第である．

序　文

　腰痛を中心とした痛み，そして手足のしびれ診療についてその全貌をつかみかねていたすべての医療スタッフ，そしてエキスパートの痛み・しびれ診療を垣間見たい未来のエキスパート，すべての方々に本書を手に取っていただき，そして果てしない「痛み・しびれの大海」への舵をとるための羅針盤として存分に活用していただきたい．

2019 年 3 月吉日

千葉大学大学院医学研究院　先端脊椎関節機能再建医学講座／整形外科学　特任准教授　　**折田純久**

目次

| 発刊にあたり | ……………………………………………………… 大鳥精司 | iii |
| 序　文 | …………………………………………………………… 折田純久 | iv |

I 痛み・しびれのメカニズムと腰痛総論　001

I-1	痛み・しびれの概念と分類……………………………………… 折田純久	002
I-2	痛みの分類からみた腰痛の疫学………………………………… 折田純久	009
I-3	プライマリ・ケアにおける腰痛診療…………………… 稲毛一秀／折田純久	014

II しびれの評価と治療　021

II-1	しびれの診かた……………………………………… 野田和敬／生坂政臣	022
II-2	しびれの神経診察………………………………………………… 関口　縁	029
II-3	腰痛を中心とした痛み・しびれの治療薬……………… 折田純久／稲毛一秀	038
II-4	腰痛における痛み・しびれの保存加療………………………… 藤本和輝	042

III 症例でみる痛み・しびれの実際　051

III-1	上肢由来のしびれ………………………………………………… 國吉一樹	052
III-2	頚椎疾患によるしびれ…………………………………………… 國府田正雄	064
III-3	特殊な脊椎脊髄疾患によるしびれ……………………………… 古矢丈雄	070
III-4	代表的な腰椎疾患による痛みとしびれ………………………… 折田純久	079
III-5	整形外科疾患以外の腰痛……………………………… 上原孝紀／生坂政臣	087
III-6	脳血管障害（脳梗塞）由来のしびれ…………………………… 鵜沢顕之	095
III-7	脳血管障害（出血性脳卒中）由来のしびれ…………………… 小林英一	104
III-8	ニューロパチーに伴うしびれ…………………………………… 三澤園子	112

| III-9 | 末梢血管障害に伴うしびれ……………………………上田秀樹／松宮護郎 | 119 |

III-10 「痛みのエキスパートがおくる難治性慢性疼痛・しびれの基礎知識」
- III-10-1 複合性局所疼痛症候群（complex regional pain syndrome：CRPS） ……………………………………………………… 田口奈津子 129
- III-10-2 帯状疱疹後神経痛 ………………………………………… 鐘野弘洋 134
- III-10-3 線維筋痛症 ………………………………………………… 水野裕子 140
- III-11 がん性疼痛としびれ ……………………………………… 鴨田博人 145
- III-12 精神疾患に伴う痛み・しびれ …………………………… 長谷川直 153
- III-13 心理的因子と痛み ………………………………………… 清水啓介 162

IV 痛み・しびれのトピックス　　171

- IV-1 運動器の痛みとロコモティブシンドローム ……………… 岸田俊二 172
- IV-2 拡散テンソル画像を用いた痛みの可視化についての試み ………………………………………………… 江口　和／金元洋人 179
- IV-3 骨粗鬆性疼痛 ……………………………………………… 折田純久 187
- IV-4 サルコペニアの病態と疼痛の関連 ……………………… 西能　健 192

索　引 ……………………………………………………………………… 198

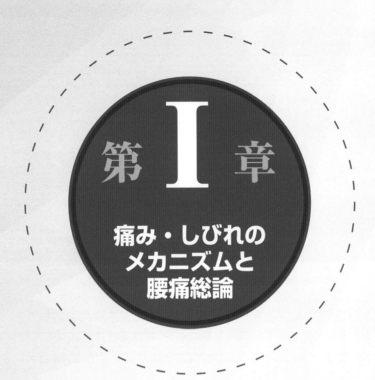

第Ⅰ章 痛み・しびれのメカニズムと腰痛総論

第Ⅰ章-1

痛み・しびれの概念と分類

千葉大学大学院医学研究院 先端脊椎関節機能再建医学講座／整形外科学　折田純久

ポイント

1. ビリビリ，チクチクするような痛み（神経障害性疼痛）．
2. お風呂に入ったら痛みを感じる（神経障害性疼痛によるアロディニア）．
3. 衣服がふれても痛い（神経障害性疼痛によるアロディニア）．

1 はじめに――疼痛の定義と日常診療における「痛み」

　「痛み」とは何か．その正式な定義は難しいが，1986年に国際疼痛学会は以下のように定義している．

　「実際に組織損傷が起こったか，もしくは組織損傷の可能性のあるとき，またはそのような損傷を表す言葉によって述べられる不快な感覚と情動体験」

　非常に抽象的な表現だが，不快な情動，という定義から非常に原始的かつ感覚的な存在であることがわかる．一方で2010年に同学会は，「痛みのマネジメントを受けるのは基本的人権である」という宣言（モントリオール宣言）を発布した．これにより疼痛患者に対する適切な疼痛マネジメントが医療従事者への責務として宣言され，痛みそのものが「5番目のバイタルサイン」として治療の対象になるものと捉えられるようになった．そのため「痛み」はもちろん，その一環として「しびれ」のメカニズムの理解が非常に重要である．本稿では，痛みの基本的な分類やメカニズムを中心に概説する．

2 痛みの分類と慢性疼痛

A. 急性疼痛と慢性疼痛

　痛みが発症してからの持続時間で痛みを捉えてみると，発症後1カ月程度までの痛みを急性疼痛，3〜6カ月以上続くものを慢性疼痛と呼ぶ．急性疼痛は日常でも経験する一般的な「痛み」であり，組織損傷を契機に神経系の活動が亢進，限局的で期間・時間制限のある生理的な防御・警告機能である．これに対して，慢性疼痛は本来の治癒期間を超えて持続し，防御機能がなく健康・機能障害をきたす．

　インターネット上で5,284人に対するアンケート調査を行った報告によると，慢性疼痛患者は20〜69歳人口の26.4%（推定患者数約660万人）であり，うち4人に1人は神経障害性疼痛（後述）の可能性があることが報告された．神経障害性疼痛は男女ともに40歳代での罹患が最も多く，その中でも女性により多い傾向が認められた．最も多い疼痛部位は肩（20.6%），次いで四肢（手・腕9.4%，脚・足7.5%）であった[1]．また2011年に行われたNakamuraら[2]の報告では，18歳以上の男女11,507人における6カ月以上に及ぶ筋骨格系の慢性疼痛保有率は15.4%であった．諸家によるこれらの報告から，国民の5人に1人はなんらかの慢性疼痛に悩まされていることがわかる．慢性疼痛が持続することで長期にわたる投薬の副作用だけでなく，抑うつなどの心理的障害や身体機能低下によるADL低下にもつながり，過大な苦痛から自殺に及ぶ患者も決して少なくないことが報告されているため，われわれの日常診療の中でも非常に重要な存在となりつつある．

B. 痛みの機序

　主な痛みの機序として神経回路の器質的な刺激や障害による侵害受容性疼痛，神経障害性疼痛および心因性疼痛が考えられている．前半2つが器質的な要因であり，日常診療で比較的よく出会う疼痛機序である．心因性疼痛については別稿で解説する．

　侵害受容性疼痛は末梢神経の自由終末に存在する侵害受容器が疼痛刺激に反応して疼痛を伝達するものであり，外部刺激に対する警告や生体反応としての役割を中心とする生理的な反応機序である．一方で，神経障害性疼痛は体性感覚系への圧迫，損傷などの病変が末梢神経組織や脊髄での器質的変化をもたらし，これが誘因となって外部刺激とは無関係な神経局所での自発的異常発火・疼痛をもたらすもので，非生理的・病的疼痛の原因となる（図1）．このため神経障害性疼痛は侵害受容性疼痛とは異なり不快かつ難治性の慢性疼痛の原因となることが多い．これらの要素は実際の診療では完全に独立していることは少なく，しばしば重複する（混合性疼痛，図2）．

　これらの痛みはそれぞれ次のように表現される．

▶▶ **侵害受容性疼痛**
・極めて限局的

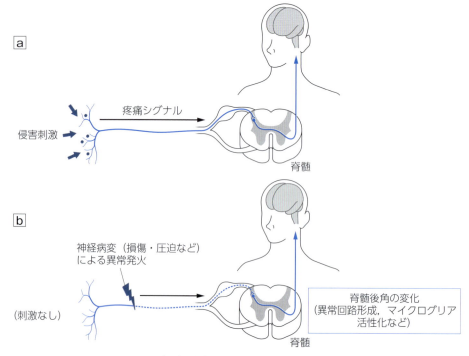

図1 侵害受容性疼痛と神経障害性疼痛
a：侵害受容性疼痛；侵害受容器の活性化による痛み
b：神経障害性疼痛；体性感覚系に対する病変が直接的にもたらす痛み

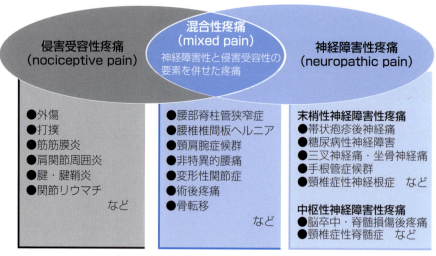

図2 疼痛機序による疾患カテゴリ

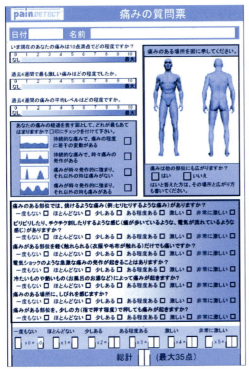

図3　神経障害性疼痛スクリーニングツール PainDETECT

神経障害性疼痛に特徴的な症状についてスコアリングを行い，疼痛のスクリーニングを行う．
回答項目によるスコアリングを行い侵害受容性疼痛（0〜12点），混合性疼痛（13〜18点），神経障害性疼痛（19点以上）を判定する．

- スパッと切れるような痛み
- 時間・期間制限あり

▶▶ **神経障害性疼痛**
- じりじり焼ける
- チクチク刺される
- ビリッと電気が走る
- 軽く触れたほうが強い（異痛症：アロディニア）

　神経障害性疼痛を判定するためのスクリーニングツールにはいくつかの種類があり，Freynhagen らにより開発された PainDETECT（図3）[3)〜7)] や小川らにより開発された神経障害性疼痛スクリーニング質問票がある（表1）[1)]．これらの質問票は前述した神経障害疼痛に特徴的な痛みについて質問する形式となっており（表1-a）一部共通する．質問票ではそれぞれの症状に対して表1-bのように「全くない」から「非常に強くある」まで症状の状態に応じて回答したものをスコア化し，その点数に応じて神経障害性疼痛の有病可能性を判定する．痛みの日常診療では，これらの回答項目だけでも神経障害性疼痛の特徴として念頭に置いておくと神経障害性疼痛か否かの大まかな判断が可能であり，有意義な問診が可能となる．表2に，これまで報告されている主な疾患の神経障害性疼痛有病率を示す．

表1 神経障害性疼痛スクリーニング質問票 (文献1より引用改変)

a 痛みの性質に関する質問項目

問1 針で刺されるような痛みがある
問2 電気が走るような痛みがある
問3 やけるようなひりひりする痛みがある
問4 しびれの強い痛みがある
問5 衣類がすれたり，冷風にあたったりするだけで痛みが走る
問6 痛みの部位の感覚が低下していたり，過敏になっていたりする
問7 痛みの部位の皮膚がむくんだり，赤や赤紫に変色したりする

b スコア化基準

質問項目	全くない	少しある	ある	強くある	非常に強くある
問1	1	1	1	1	0
問2	0	0	0	0	1
問3	0	1	1	1	1
問4	0	1	1	1	1
問5	0	1	3	3	3
問6	0	1	1	1	1
問7	0	0	0	1	1

合計点（9点満点）による神経障害性疼痛の判定（感度，特異度）
3点：神経障害性疼痛の要素が含まれている可能性がある（96％，47％）
4点：神経障害性疼痛の可能性が高い（88％，72％）
5点以上：神経障害性疼痛の可能性が極めて高い（75％，89％）

表2 神経障害性疼痛の有病率

	有病率（％）	患者層
有痛性糖尿病性ニューロパチー	11-26	糖尿病患者
ヘルペス後神経痛	7-27	ヘルペス感染後患者
HIV関連遠位性多発ニューロパチー	35	HIV陽性患者
三叉神経痛	-	一般人口
幻肢痛	53-85	四肢切断患者
手根管症候群	2-16	一般人口
脳血管障害後神経痛	8-11	脳血管障害患者
脊髄損傷後神経痛	40	脊髄損傷患者
脊椎疾患患者（腰部脊柱管狭窄症，頸椎症など）[8)9)]	53.3	高齢者を中心とする一般人口
変形性膝関節症 [10)]	5.4	高齢者を中心とする一般人口

3 痛みとしびれ

しびれの機序は痛みにまして複雑かつ曖昧であり，特定・単独の機序や定義はない．考えられる一つの機序としては，前述の痛みの機序（特に神経障害性疼痛機序）に関連した神経障害病変，および神経の圧迫がもたらす栄養血管阻血がNa^+／K^+ポンプの機能異常をもたらし，それによる異常放電が異常知覚をもたらす原因となると考えられており，これは広義の神経障害性疼痛と考えられる．

しびれを系統的に捉えるためには以下のような要素に着目する．なお，その詳細についてはこのあと，第2章「しびれの評価と治療」および第3章「症例でみる痛み・しびれの実際」で詳説する．

A. 患者が呼ぶ「しびれ」とは何か

患者によって「しびれ」の定義は多種多様であるため，その内容をよく聴取する．
- 知覚低下：感覚が鈍い．
- 異常感覚：正座の後のようなじんじんとした感覚．阻血性のことが多いが，外傷後の異常組織修復によることもある．
- 運動麻痺，震え，筋のこわばり，など．

B. どのように分布しているか

半身性か，交叉性なのか，末梢性（手袋・靴下型，1本あるいは数本の神経領域か）なのか．具体的に図に記載してもらうのもよい．

C. 発症・進行は急激か，緩徐か

急激に進むのであれば血管障害や圧迫性病変を考える．頸椎症や腰椎症などの変性疾患では緩徐に進むことが多い．採血やCTなどの救急検査が必要かどうか，場合により専門医にコンサルトする．

D. 既往や背景に関連のあるものはあるか

しびれをきたしうる重要な背景因子を考慮する：年齢，糖尿病の有無，担がん患者か否か，血管リスクの有無，使用薬物など．

E. 随伴症状はあるか

ほかの身体・神経症状があるかどうかを入念に確認する．感覚障害と運動障害（運動神経障害による筋力低下を患者は「しびれ」と呼ぶことがある．また，しびれを「麻痺」と表現する患者もいる．さらに筋肉や関節，靭帯などの機械運動系に障害があるために生じる運動機能低下を「麻痺」と呼ぶ患者もいる）は併発しているか，頭痛やめまいなどの中枢性随伴症状を伴っているかどうか．

F. 神経系の異常だけで説明がつくか，関連痛なのか

心筋梗塞，内臓痛などによる放散痛を患

者は「しびれ」として表現することもあるため，基礎疾患や既往症も聴取しながら情報を統合する．

G. 心因性要素の可能性はあるか

心因性要素について検討する場合，十分に器質的要素を評価してから考える．器質的に説明のつかない心因性要素が中心と思われた患者が，実は髄膜炎であったという報告もある．また，神経障害性疼痛におけるアロディニアは脊髄後角での神経回路が異常連絡を起こすことによって軽い接触や圧迫，適度の温熱や冷却など通常では痛みとは認識されない非侵害刺激で症状を呈するため，他人に理解されないことがある．手術や外傷で発生した神経損傷が「痛みの悪循環」を生じ，創が治癒してもその部位と周辺をなぞるだけで痛むことがある（複合性局所疼痛症候群，complex regional pain syndrome；CRPS, 129頁参照）のは，その代表的な例である．

〈文　献〉

1) 小川節郎，井関雅子，菊地臣一：わが国における慢性疼痛および神経障害性疼痛に関する大規模実態調査．臨床整形外科 2012；47：565-574.
2) Nakamura M, Nishiwaki Y, Ushida T, et al：Prevalence and characteristics of chronic musculoskeletal pain in Japan. *J Orthop Sci* 2011；16：424-432.
3) Freynhagen R, Baron R：The evaluation of neuropathic components in low back pain. *Curr Pain Headache Rep* 2009；13：185-190.
4) Freynhagen R, Baron R, Gockel U, et al：pain DETECT：a new screening questionnaire to identify neuropathic components in patients with back pain. *Curr Med Res Opin* 2006；22：1911-1920.
5) Freynhagen R, Baron R, Tölle T, et al：Screening of neuropathic pain components in patients with chronic back pain associated with nerve root compression：a prospective observational pilot study（MIPORT）. *Curr Med Res Opin* 2006；22：529-537.
6) Freynhagen R, Bennett MI：Diagnosis and management of neuropathic pain. *BMJ* 2009；339：b3002.
7) Matsubayashi Y, Takeshita K, Sumitani M, et al：Validity and reliability of the Japanese version of the PainDETECT questionnaire：a multicentre observational study. *PLoS One* 2013；8：e68013
8) Yamashita T, Takahashi K, Yonenobu K, et al：Prevalence of neuropathic pain in cases with chronic parelated to spinal disorders. *J Orthop Sci* 2014；19：15-21.
9) Orita S, Yamashita T, Ohtori S, et al：Prevalence and location of neuropathic pain in lumbar spinal disorders：analysis of 1804 consecutive patients with primary lower back pain. *Spine* 2016；41：1224-1231.
10) Orita S, Orita S, Yamashita M, et al：Existence of a neuropathic pain component in patients with osteoarthritis of the knee. *Yonsei Med J* 2012；53：801-805.

第Ⅰ章 痛み・しびれのメカニズムと腰痛総論

第Ⅰ章-2

痛みの分類からみた腰痛の疫学

千葉大学大学院医学研究院 先端脊椎関節機能再建医学講座/整形外科学　折田純久

ポイント

1. 器質的な痛みの機序には侵害受容性疼痛と神経障害性疼痛があるが,後者が慢性腰痛の原因になりやすい.
2. 腰痛患者で殿部痛が存在する場合は,下肢痛の有無にかかわらず神経障害性疼痛の可能性がある.
3. 腰痛症例では下肢痛が存在し,かつ遠位まで疼痛部位が広がるほど神経障害性疼痛の判定率は高い.
4. 運動器慢性疼痛診療では,ADLやQOLには支障をきたさない程度の疼痛は許容することをまず最初の目標とすることが治療の成功につながることも多く,医療従事者側の十分な理解と患者に対する入念な教育が重要である.

1 はじめに

　超高齢社会にあるわが国では腰痛をはじめとする運動器疼痛に遭遇することが多い[1].運動器疼痛はがんや心血管系疾患などの致死的な内臓疾患に比べて直接的な死因になることは少ないものの,ADL障害に直結するため平均寿命の延長のみならず自立した生活を送れるかどうか,すなわち健康寿命獲得のうえで大きな課題となる.特に腰痛は国民愁訴の最多を占めることで知られることから,ここでは腰痛について考えてみよう.器質的な痛みの分類については第Ⅰ章-1「痛み・しびれの概念と分類」でも述べたように侵害受容性疼痛と神経障害性疼痛があり,腰痛診療にあたって患者の腰痛の性状にどちらが含まれるかを把握しておくことは治療を進めるうえで重要である.

　慢性腰痛における神経障害性疼痛の頻度について調査した海外のデータでは,3カ月以上続く慢性腰痛患者7,772例を対象にPainDETECTを用いて評価した結果,37%の患者で神経障害性疼痛の要素を含

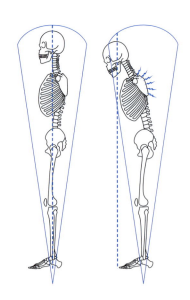

図 1　cone of economy
個人の足部を頂点とする固有の仮想バランス円錐の範囲内に体幹が存在する限りは姿勢の乱れは代償可能であるため支障はきたさないが，逸脱すると背筋の阻血や椎間板・椎間関節への負荷が加わり疼痛の原因になる．

むと示された[2]．ほかの報告では日常診療で出会う腰痛は，実際にはその6割近くが侵害受容性疼痛と神経障害性疼痛の要素を併せ持った混合性疼痛であると報告されている[3]．また，骨粗鬆症をはじめとした高齢者は胸椎の後弯変形をはじめとした脊柱変形とそれに伴う骨盤後傾，引き続き股関節・膝関節のアライメント不整など全身に及ぶ問題を呈する．Dubousset ら[4] は，各個人の足部を頂点とする固有の仮想バランス円錐が存在し（cone of economy，図1），この範囲内に体幹が存在する限りは姿勢の乱れは代償可能であるため支障はきたさないものの，これを超えると背筋の阻血や椎間板・椎間関節への負荷が加わり疼痛の原因になるものと提唱した．さらに，慢性腰痛には家庭環境や職業など心理社会的因子も重要な因子であり，整形外科医のみならず麻酔科医や精神科医，看護師，理学療法士，臨床心理士など多職種が協力することで慢性腰痛を改善しうることも報告され[5]，さまざまな試みがなされている（リエゾン療法）．

このように，腰痛はさまざまな疼痛機序が混在しているため原因を特定することは時に困難であるが，その特徴を知っておくことは重要である．ここでは，腰痛の特徴を痛みの分類から考えてみよう．

2　腰椎疾患における神経障害性疼痛の有病率と疼痛部位の分布

ひとくちに腰痛と言っても，疼痛部位が腰部にとどまらず下肢にも分布することは臨床でよく経験される．日本脊椎脊髄病学会による1,804名の腰痛患者を対象とした調査によると[6]，神経障害性疼痛の割合は31.9％であった（表1）．さらに痛みの部位別にみると腰痛のみではおよそ20％，腰痛に加えて下肢痛がある場合にはおよそ80％の症例で神経障害性疼痛を呈する．すなわち下肢痛が存在すれば神経障害性疼痛の可能性が高く，特に疼痛範囲が遠位まで広がるにつれてその可能性が高まること

表1 腰椎疾患における疼痛分類一覧

	症例数〔各分類総数に対する割合（％）〕		
	侵害受容性疼痛	神経障害性疼痛	計
腰椎変性疾患	1,028(58.4)	732(41.6)	1,760
腰部脊柱管狭窄症	570(60.8)	368(39.2)	938
腰椎椎間板ヘルニア	197(51.8)	183(48.2)	380
腰椎すべり症	210(57.2)	157(42.8)	367
変形性腰椎症・側弯症	51(68.0)	24(32.0)	75
腰椎圧迫骨折	31(88.6)	4(11.4)	35
その他	8(88.9)	1(11.1)	9
計	1,067(68.1)	737(31.9)	1,804

本表に記載の腰痛疾患は，実臨床でも慢性腰痛の原因として診断されることの多い病態である．

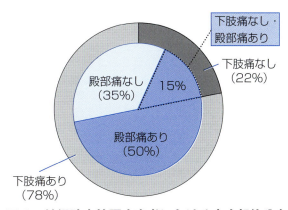

図2　神経障害性腰痛患者における疼痛部位分布
下肢痛がない，腰痛のみの症例でも22％では神経障害性疼痛の要素を持ち，さらに殿部痛に着目すると殿部痛がある症例は全体の65％を占め，その15％は下肢痛がなく殿部痛のみの症例であった．

が示唆された（図2）．また下肢痛の有無にかかわらず，殿部痛の存在する場合は神経障害性疼痛の可能性が高まるため（図3），このような疼痛分布を訴える患者では神経障害性疼痛の存在を念頭に置く必要がある．また，頸椎疾患や関節リウマチなどでも腰痛を訴えることがあり，腰椎以外が原因となる腰痛や全身性疾患のアウトカムとしての腰痛にも注意をはらって診察する必要がある．

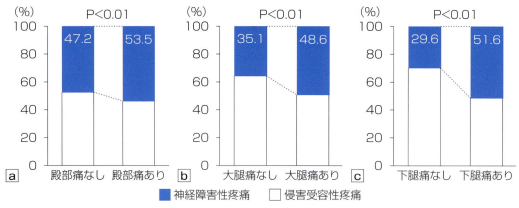

図3 下肢痛の部位と疼痛機序の関係
(a) 殿部痛を伴う症例のほうが神経障害性疼痛の有病割合が高い．また，大腿痛のある場合（b），および下腿痛のある場合（c）はいずれも神経障害性疼痛の有病割合が有意に高く，下肢痛を伴う症例では下肢遠位まで痛みのある場合のほうが神経障害性疼痛の可能性が高い．

3 慢性疼痛治療における注意点

慢性疼痛の遷延化は持続的な疼痛刺激をもたらすことで中枢神経系の変化をもたらし，治療抵抗性の慢性疼痛をもたらしうる．さらには医療経済にも非常に大きな負担を強いるものであるため，わが国では高齢慢性疼痛患者の増加による医療費膨化に直結する非常に大きな問題である．このため慢性疼痛の治療は患者の健康寿命を増進しADLやQOLを確保するうえで非常に重要な課題であるが，長期にわたって形成された慢性病態であるため完全治癒は困難となることも多く，患者に即した治療介入により自制内の痛みとしてコントロールすることが現実的な第一目標となることが多い．

しかしながら，慢性疼痛治療においてこのような意識が十分に浸透しているとは言いがたく，患者側の「痛みがなかなかゼロにならない」という認識から，現状の慢性疼痛に対する治療は必ずしも十分な満足度を得られるものではないことが報告されている．小川ら[7]の報告では，神経障害性疼痛患者の中でも医療機関での治療経験者のほぼ3人に2人は治療を中止しており，その理由として「症状が思うように改善しなかった」が最多であったことを指摘している．またNakamuraら[8]の調査によると約半数の慢性疼痛患者は，同様の理由により現在受けている慢性疼痛治療に満足していない．このように慢性疼痛患者における不十分な治療効果の要因として，医療従事者側が痛みに関する機序・分類について十分に把握していないことや慢性疼痛治療に対する患者への教育が不十分であることなどが挙げられる．慢性疼痛治療にあたり実際に医師との間で，治療の方針について目標設定をした患者群のほうが特に目標を設定していない患者群よりも満足度が高いことも報告されている[6]ことは，このこ

とを裏づけるものである．

慢性疼痛治療では「痛みをゼロにすること」は必ずしも必須事項ではなく，日常生活に支障がない程度にコントロールをすることが最初の目標として重要である．患者に対してこのことを十分に教育する必要があり，これにより治療コンプライアンスを改善していく必要がある．

4 まとめ

脊椎・脊髄疾患由来の痛みでは，罹患6カ月以上で比較的強度の強い痛みを持つ高齢者，特に頸椎疾患で神経障害性疼痛の割合が多い．また，腰痛症例では下肢痛が存在し，かつ遠位まで疼痛部位が広がるほど神経障害性疼痛の判定率は高かったが，殿部痛が存在する場合は下肢痛の有無にかかわらず神経障害性疼痛の可能性がある．このようなことを念頭に脊椎・脊髄疾患診療にあたることで患者の病態をより正確に把握し，適切な治療法・治療薬の選択につなげることができる．また，運動器慢性疼痛診療では，ADLやQOLには支障をきたさない程度の疼痛は許容することが患者との相互理解を深め，ひいては治療の成功につながることも多い．このため，医療従事者側の十分な理解をもとにした患者に対する入念な教育が重要である．

〈文　献〉

1) 中村耕三, 帖佐悦男：「ロコモの診断基準策定のためのエビデンス」序文. 日本整形外科学会雑誌　2015；**89**：359-360.
2) Freynhagen R, Baron R, Tölle T, et al：Screening of neuropathic pain components in patients with chronic back pain associated with nerve root compression：a prospective observational pilot study（MIPORT）. *Curr Med Res Opin*　2006；**22**：529-537.
3) Freynhagen R, Baron R：The evaluation of neuropathic components in low back pain. *Curr Pain Headache Rep*　2009；**13**：185-190.
4) Dubousset J：Three-dimensional analysis of the scoliotic deformity. In：Weinsteid SL（ed）：The Pediatric Spine：Principles and Practice. New York, Raven Press, 1944.
5) Kikuchi S：The recent trend in diagnosis and treatment of chronic low back pain. *Spine Surg Relat Res*　2017；**1**：1-6.
6) Orita S, Yamashita T, Ohtori S, et al：Prevalence and location of neuropathic pain in lumbar spinal disorders：analysis of 1804 consecutive patients with primary lower back pain. *Spine*　2016；**41**：1224-1231.
7) 小川節郎, 井関雅子, 菊地臣一：わが国における慢性疼痛および神経障害性疼痛に関する大規模実態調査. 臨床整形外科　2012；**47**：565-574.
8) Nakamura M, Nishiwaki Y, Ushida T, et al：Prevalence and characteristics of chronic musculoskeletal pain in Japan. *J Orthop Sci*　2011；**16**：424-432.

第Ⅰ章-3

プライマリ・ケアにおける腰痛診療

千葉大学大学院医学研究院 整形外科学*
千葉大学大学院医学研究院 先端脊椎関節機能再建医学講座**

稲毛一秀*／折田純久**

point
ポイント

① 腰痛を診断するうえで特に重要な点は，放置すると死に至る可能性がある病態（悪性腫瘍など）や重篤な神経症状を引き起こす可能性のある病態（感染性疾患，外傷性疾患など）を見逃さないことである．

② 腰痛を訴える患者の中には，少なからず精神的心理的影響が背景に存在することが指摘されており病態が複雑な場合が多く，まずは患者とのコミュニケーション，ラポールの形成を図るよう努めるべきである．

③ 腰痛に対しては単独で有効性が確認されている治療法は少なく，それぞれの治療法を複合的に実施していくことが重要である．

1 はじめに

　腰痛は国民病の一つである．過去の疫学調査によると84％の人が一生のうちに一度は腰痛を経験すると言われており，大多数のプライマリ・ケア医にとって日常診療を行うにあたり，腰痛患者を診療する機会が最も多いと言っても過言ではないと思われる[1]．そのような状況の中，2012年10月にわが国初の腰痛診療ガイドライン（『腰痛診療ガイドライン 2012』）が刊行された．本ガイドラインは，腰痛の定義，疫学，診断，治療，予防の5章からなり，合計17のクリニカルクエスチョンについて記載されている．本ガイドラインにより，エビデンスに基づく腰痛へのアプローチが可能になりつつある．

　そこで本稿では，これまで述べた疼痛の概要を踏まえ，『腰痛診療ガイドライン2012』をもとに腰痛の定義，原因，診断，治療について，そのポイントを詳説する．

2 腰痛の定義

腰痛とは一般的に，触知可能な最下端の肋骨と殿溝の間の領域に位置する疼痛と定義される[2]．有症期間別では，急性腰痛（発症からの期間が4週間未満），亜急性腰痛（発症からの期間が4週間以上3カ月未満），慢性腰痛（発症からの期間が3カ月以上）と定義される[3]〜[7]．

3 腰痛の原因

腰痛の原因は主に，脊椎由来，神経由来，内臓由来，血管由来，心因性の5つに大別される（表1）．ただしこれらのうち原因が特定できる腰痛（特異的腰痛）はわずか15％程度である[8][9]．その内訳は，腰椎椎間板ヘルニアと腰部脊柱管狭窄症がそれぞれ4〜5％，高齢者の骨粗鬆症に多い脊椎圧迫骨折が約4％と報告されている[10]．そのほか，細菌感染やがん，臓器や血管などの病気が原因となり慢性腰痛を引き起こすことがある．

一方で診察および画像所見において明ら

表1　腰痛の原因別分類

脊椎由来
　腰椎椎間板ヘルニア
　腰部脊柱管狭窄症
　分離性脊椎すべり症
　変性脊椎すべり症
　代謝性疾患（骨粗鬆症，骨軟化症など）
　脊椎腫瘍（原発性または転移性腫瘍など）
　脊椎感染症（化膿性脊椎炎，脊椎カリエスなど）
　脊椎外傷（椎体骨折など）
　筋筋膜性腰痛
　腰椎椎間板症
　脊柱靭帯骨化症
　脊柱変形など
神経由来
　脊髄腫瘍，馬尾腫瘍など
内臓由来
　腎尿路系疾患（腎結石，尿路結石，腎盂腎炎など）
　婦人科系疾患（子宮内膜症など），妊娠
　その他（腹腔内病変，後腹膜病変など）
血管由来
　腹部大動脈瘤，解離性大動脈瘤など
心因性
　うつ病，ヒステリーなど
その他

〔日本整形外科学会，他（監），日本整形外科学会診療ガイドライン委員会，他（編）：腰痛診療ガイドライン 2012, p13, 表1, 2012, 南江堂より〕

かな器質的要因が認められない腰痛（非特異的腰痛）が多く，その頻度は 85 〜 90% と大多数とされるが，整形外科医による確固たる診断根拠をもって厳密に分類した場合は 20% 程度という報告もある[8)9)11)12)]．

特に慢性腰痛を訴える患者の中には，少なからず精神的心理的影響が背景に存在することが指摘されており，病態をより複雑なものにしている．

4 腰痛の診断

『腰痛診療ガイドライン 2012』に記載されている，腰痛患者が初診した場合に必要とされる診断手順を図 1 に示す[11)]．腰痛患者が初診した場合に重要なことは，注意深い問診と身体検査により，以下の 3 つの診断学的トリアージを十分に行うことである．

①危険信号（表 2）を有し，重篤な脊椎疾患（腫瘍，炎症，骨折など）の合併が疑われる腰痛
②神経症状を伴う腰痛
③非特異的腰痛

腰痛を診断するうえで特に重要な点は，放置すると死に至る可能性がある病態（悪性腫瘍など）や重篤な神経症状を引き起こす可能性のある病態（感染性疾患，外傷性

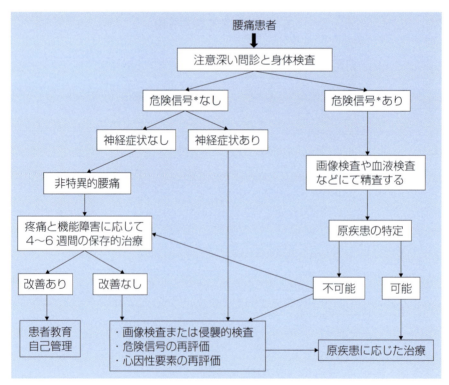

図 1　腰痛の診断手順

*危険信号：表 2 参照
〔日本整形外科学会，他（監），日本整形外科学会診療ガイドライン委員会，他（編）：腰痛診療ガイドライン 2012．p26, 図 1, 2012, 南江堂より〕

表2　重篤な脊椎疾患（腫瘍，炎症，骨折など）の合併を疑うべき red flag（危険信号）

- 発症年齢＜20歳または＞55歳
- 時間や活動性に関係のない腰痛
- 胸部痛
- がん，ステロイド治療，HIV*感染の既往
- 栄養不良
- 体重減少
- 広範囲に及ぶ神経症状
- 構築性脊柱変形
- 発熱

*HIV: human immunodeficiency virus
〔日本整形外科学会，他（監），日本整形外科学会診療ガイドライン委員会，他（編）：腰痛診療ガイドライン　2012, p27，表1, 2012, 南江堂より〕

疾患など）を見逃さないことである．危険信号（表2）を常に念頭に置き注意深く診察を進めていくことが重要である．

プライマリ・ケアにおける問診では，発症以前の症状と治療歴や治療効果だけではなく，痛みの部位，症状の頻度や痛みの持続時間などを聞き，脊椎以外の内科的疾患由来の腰痛の可能性について考慮することが重要である[3)5)9)13)～15)]．また，これらの存在が疑われる場合や下肢痛などの神経症状を伴っている場合，一定の期間（4～6週間）の保存的治療でも改善が得られない際には，MRIなどを含む詳細な画像検査を進めていくことが推奨される．

原因の明らかな疾患の存在が否定される場合，これを「非特異的腰痛」と定義する．腰痛は，多くの因子（椎間板，椎間関節，仙腸関節，椎体，体幹筋，軟部組織などの変性）が複雑に絡むことによって発症する．しかし，いずれが主病態であるかを確実に同定することは，時に困難である．X線，MRIなどの画像上の変性変化が直接的に腰痛と結び付かないことはよく知られた事実である．したがって，これらが非特異的腰痛と総称され腰痛の中では圧倒的に頻度が高い．

5　腰痛の治療

『腰痛診療ガイドライン2012』をもとに腰痛に対する各治療法の有効性について概説する[10)]．薬物療法については第2章-3「腰痛を中心とした痛み・しびれの治療薬」にて後述する．

A. 物理・装具療法

温熱療法は，急性および亜急性腰痛に対して短期的には有効であるが，慢性腰痛に対する温熱療法や経皮的電気神経刺激療法の有効性は一定の結論を得ていない．また牽引療法が腰痛に対して有効であるという

エビデンスは乏しく，腰椎コルセットは腰痛に対する疼痛改善よりも機能改善に有効であるが，慢性腰痛に対しては明らかな疼痛および機能改善の効果は認められていない．

B．運動療法

運動療法は，急性腰痛に対しては効果がなく亜急性腰痛に対する効果は限定的である．慢性腰痛に対しては，主として全身運動は疼痛や機能障害の改善に有効であり，慢性腰痛に対する保存療法の一つとして強く推奨される治療法である．ただし効果的な運動の種類，至適な運動量，頻度，期間については不明なままである．

C．患者教育と心理行動的アプローチ

腰痛学級は早期職場復帰に向けた効果が期待できるとされている．特に小冊子などを用いた腰痛教育は腰痛の自己管理に有用である．また認知行動療法は亜急性および慢性腰痛に有用であるとされている．

D．手術療法（脊椎固定術）

重度の慢性腰痛を持つ患者に対して，脊椎固定術を行うことにより疼痛軽減および機能障害が生じる可能性があるとされている．ただし腰痛治療において脊椎固定術と集中的リハビリとには明確な差はないとの報告もあり，手術療法の効果に関しては一定の見解が存在しないのが現状である．

6 おわりに

腰痛を診断するうえで特に重要な点は，放置すると死に至る可能性がある病態（悪性腫瘍など）や重篤な神経症状を引き起こす可能性のある病態（感染性疾患，外傷性疾患など）を見逃さないことである．危険信号を常に念頭に置き，注意深く診察を進めていくことが重要である．

一方で，腰痛を訴える患者の中には，少なからず精神的心理的影響が背景に存在することが指摘されており病態が複雑な場合が多い．したがって，まずは患者とのコミュニケーション，ラポールの形成を図るよう努めるべきである．また，腰痛に対しては単独で有効性が確認されている治療法は少なく，それぞれの治療法を複合的に実施していくことが重要である．

〈文献〉

1) Cassidy JD : The prevalence of graded chronic low back pain severity and its effect on general health : a population based study. ISSLS Singapore, 1997.
2) Hagen KB, Jamtvedt G, Hilde G, et al : The updated Cochrane review of bed rest for low back pain and sciatica. *Spine* 2005 ; **30** : 542-546.
3) Chou R, Qaseem A, Snow V, et al : Diagnosis and treatment of low back pain : a joint clinical practice guideline from the American College of Physicians and the American Pain Society. *Ann Intern Med* 2007 ; **147** : 478-491.
4) Waddell G : The back pain revolution 2nd ed. Chapter 2 : diagnostic triage. Churchill Livingstone, 2004 ; pp9-26.
5) Bernstein E, Carey TS, Garrett JM : The use of muscle relaxant medications in acute low back pain. *Spine* 2004 ;

29：1346-1351.
6) Karjalainen K, Malmivaara A, Mutanen P, et al：Mini-intervention for subacute low back pain：two-year follow-up and modifiers of effectiveness. *Spine* 2004；**29**：1069-1076.
7) Buchner M, Neubauer E, Zahlten-Hinguranage A, et al：The influence of the grade of chronicity on the outcome of multidisciplinary therapy for chronic low back pain. *Spine* 2007；**32**：3060-3066.
8) Koes BW, van Tulder MW, Thomas S：Diagnosis and treatment of low back pain. *BMJ* 2006；**332**：1430-1434.
9) Lee S, Moon CS, Sul D, et al：Comparison of growth factor and cytokine expression in patients with degenerated disc disease and herniated nucleus pulposus. *Clin Biochem* 2009；**42**：1504-1511.
10) 日本整形外科学会, 日本腰痛学会 (監), 日本整形外科学会診療ガイドライン委員会, 腰痛診療ガイドライン策定委員会 (編)：腰痛診療ガイドライン 2012. 南江堂, 2012
11) Deyo RA, Rainville J, Kent DL：What can the history and physical examination tell us about low back pain？ *JAMA* 1992；**268**：760-765.
12) Suzuki H, Kanchiku T, Imajo Y, et al：Diagnosis and characters of non-specific low back pain in Japan：The Yamaguchi Low Back Pain Study. *PLoS One* 2016；**11**：e0160454.
13) Jarvik JG, Deyo RA：Diagnostic evaluation of low back pain with emphasis on imaging. *Ann Intern Med* 2002；**137**：586-597.
14) Roudasari B, Jeffrey GJ：Lumbar spine MRI for low back pain：indications and yield. *AJR Am J Roentgenol* 2010；**195**：550-559.
15) Chou R, Fu R, Carrino JA, et al：Imaging strategies for low-back pain：systematic review and meta-analysis. *Lancet* 2009；**373**：463-472.

第 II 章

しびれの評価と治療

第Ⅱ章-1

しびれの診かた

千葉大学大学院医学研究院 診断推論学/総合診療科　野田和敬／生坂政臣

ポイント

1. しびれの診断には感覚路の理解が不可欠である．
2. 障害部位ごとの症状の現れ方を押さえておく．
3. 実診療ではしびれの分布を把握することが重要になる．

1　はじめに

　本稿では，プライマリ・ケアの場面でしびれを主訴とする患者に遭遇したときの鑑別診断の進め方について概説する．患者は時に脱力や不随意運動などによる運動障害を「しびれ」と表現する場合があるため，まずは患者の訴える「しびれ」が感覚障害を意味しているものかどうかを確認すべきである．また感覚障害の原因となっている障害部位を特定するためには，感覚神経経路の各部位の障害でどのような症状分布をとるかを理解しておくことが重要である．顔面および四肢体幹の感覚神経の伝導路を思い浮かべながらの診療が求められる．

2　障害部位ごとの症状の現れ方と代表疾患

　ここでは，「しびれ」の深い理解に必要な神経学的知識を概説する．3では実際の症状からの診断手順を述べる．しびれの鑑別診断は，感覚神経の伝導路（図1）を考えながら進める．

A. 末梢神経

　単神経障害，多発単神経障害，多発神経障害に分類される．単神経障害は絞扼によることが多い．障害を受けやすい末梢神経

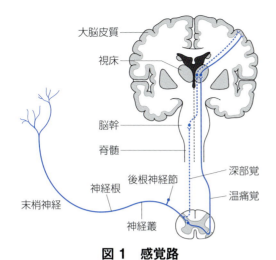

図1　感覚路

として，後頭神経，正中神経，尺骨神経，橈骨神経，外側大腿皮神経，腓骨神経などがある．感覚障害の境界は比較的明瞭である (図2)[1]．

多発単神経障害では複数の単神経障害がみられるが，急速に進行すると多発神経障害のようにみえることがある．原因疾患として，血管炎，サルコイドーシス，糖尿病などがある．多発神経障害は長い神経から障害される長さ依存性の分布をとり，手袋-靴下型障害を呈する (図3)．微小循環障害や神経毒性を有する物質に対する曝露によって生じることが多く，糖尿病，アルコール，尿毒症，薬剤（ビンクリスチン，イソニアジドなど）が代表的である．通常，緩徐進行性で末梢から中枢に広がるいわゆる dying back の様式をとる．急速進行性や両手足に同時に症状が出現するような場合には，Guillain-Barré症候群などの自己免疫疾患や多発単神経障害の急速進行例などの病因を考慮する．

B．神経叢

複数の神経根から出た神経が互いに吻合して神経叢を形成し，その後，個々の末梢神経となる．神経叢障害の場合，神経根障害のように長い領域の感覚障害を呈するが，デルマトームに一致しない分布をとる．

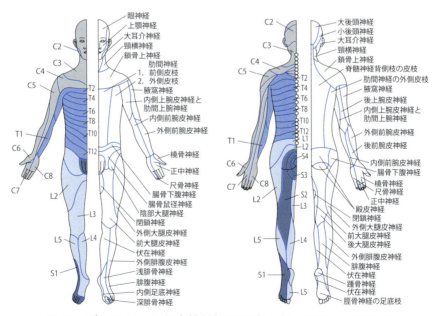

図2　デルマトームと末梢神経の体表分布（文献1より引用改変）

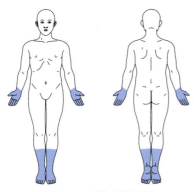

図3 手袋-靴下型

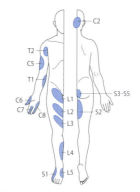

図4 signature zone

Pancoast症候群，胸郭出口症候群，糖尿病性筋萎縮症が代表疾患である．

C．神経根

デルマトームに沿った感覚障害がみられる．通常，長い範囲の感覚障害を呈するが痛みを伴うことが多く，また比較的狭い範囲に感覚障害が限局する場合がある（signature zone）（図4）[2]．原因として多いのは変形性脊椎症，椎間板ヘルニアなどである．

D．脊髄

脊髄の障害髄節（sensory level）以下の全域に感覚障害が生じる．脊髄内では温痛覚と深部覚の神経線維は離れて走行しており，横断性脊髄障害の場合を除いて温痛覚と深部覚が解離する解離性感覚障害がみられる（図5）．原因として脊柱管狭窄症，脊髄血管障害，腫瘍や血腫による圧迫，脊髄炎，多発性硬化症などがある．

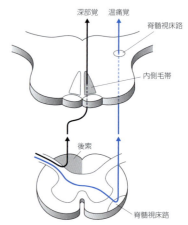

図5 解離性感覚障害の説明図

E．脳幹

感覚障害が主訴となるような脳幹障害は小病変に限定され，主に脳血管障害が原因となる．四肢体幹の深部覚の伝導路である内側毛帯と温痛覚の伝導路である脊髄視床路は，橋・延髄では離れて走行しているため同時には障害されにくく，解離性感覚障害を呈することが多い（図5）．さらに顔面の感覚を司る三叉神経は，これら脊髄からの知覚線維とは異なる経路で脳幹内を走

行しており（図6[3]，表1），脳幹病変による感覚障害の分布は多様なパターンを呈する．

三叉神経の経路のうち特に温痛覚の伝導路である三叉神経脊髄路が重要である．橋中部に入った温痛覚の神経線維は同側を下行した後（延髄〜上位頚髄），三叉神経脊髄路核でニューロンを乗り換え，交叉して腹側三叉神経視床路を上行する．したがって，下行線維（三叉神経脊髄路）の障害では病巣側と同側の顔面の温痛覚障害が生じ，上行線維（腹側三叉神経視床路）の障害では病巣側と対側の顔面の温痛覚障害が生じる（図7）[4]．延髄外側症候群では解離性感覚障害を生じるが触覚は保たれ，顔面の深部覚は評価できないので温痛覚をチェックすることが極めて重要である．また，三叉神経第1枝，第2枝，第3枝から入った知覚線維は顔面中央部ほど上方，顔面周辺部ほど下方で，それぞれ三叉神経脊髄路核においてニューロンを乗り換えるため，onion-skin patternと呼ばれる感覚障害の分布を呈する（図8）[3]．

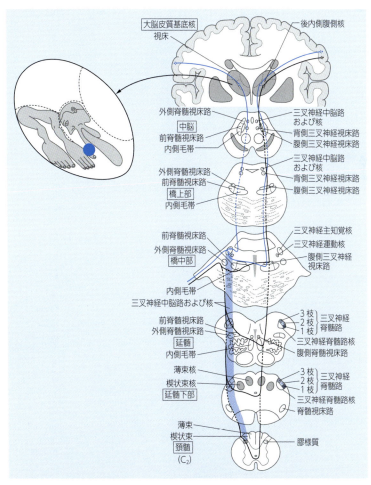

図6　視床感覚核における身体部位的局在と顔面知覚路
小病変（青丸）で手口感覚症候群が出現する．

表 1　顔面の知覚路

	経路	レベル
深部覚	三叉神経中脳路核でニューロン乗り換え→上行経路不明	中脳〜橋上部
触覚	橋中部の三叉神経主知覚核でニューロン乗り換え→ （大部分）交叉して内側毛帯を上行 （一部）交叉せず背側三叉神経視床路を上行	橋中部
温痛覚	三叉神経脊髄路を下行→三叉神経脊髄路核でニューロン乗り換え→交叉して腹側三叉神経視床路を上行	橋中部〜延髄・上位頚髄

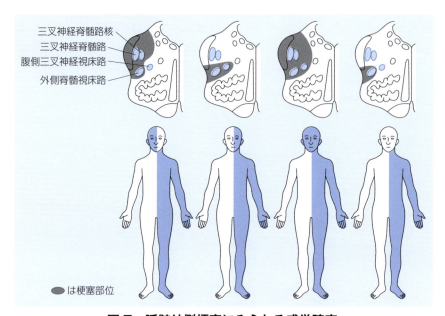

図 7　延髄外側梗塞にみられる感覚障害

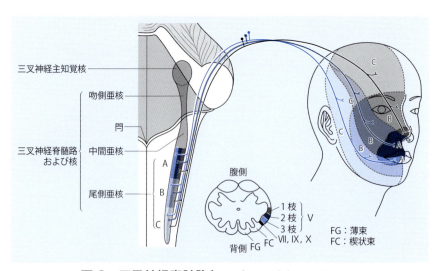

図 8　三叉神経脊髄路と onion-skin pattern

三叉神経第 1 枝，第 2 枝，第 3 枝から入った知覚線維は顔面中央部ほど上方，顔面周辺部ほど下方で，それぞれ三叉神経脊髄路核においてニューロンを乗り換える．

F. 大脳（皮質〜視床）

通常，症状は半身に生じる．脳腫瘍や脳血管障害などが原因となる．頭頂葉皮質や皮質下の障害では，皮膚書字覚や二点識別覚などの皮質性感覚障害を呈し痛みやしびれなどの表在感覚障害は乏しい．

視床の障害では，表在感覚より深部感覚が強く障害される．対側の顔面を含む半身に感覚障害をきたす．時に一側の手と口の周囲に感覚障害が限局することがあり手口感覚症候群と呼ばれる（図6）が，同様の症状は後中心回の大脳皮質感覚野や上部脳幹の病変でも起こりうる．

3 症状からの診断手順

A. しびれの分布・発症様式・経過・寛解増悪因子を把握する

1で解説したとおり，障害部位によって症状の現れ方が異なってくるため，しびれの分布を把握することは原因を特定するうえで最も重要である．しびれの多くが他覚的な異常所見としては捉えられないため，分布の把握は容易ではない．全身のイラストにしびれ部位を書き込むなどして患者と共有しながら記録することは，しびれの分布を正確に把握するのに有用である．障害部位の特定を進めつつ，同時にその病因についても考察するが，その際には発症様式と経過に関する病歴情報が役に立つ．寛解増悪因子は病歴および身体診察で確認する．

B. 障害部位診断

▶▶ フローチャートの活用

症状の分布から障害部位を推測する作業の概要をまとめると図9のようになる．しかし当然ながら，フローチャートで予測

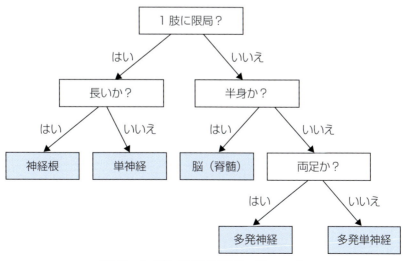

図9　しびれ診療のフローチャート

された障害部位でうまく説明できない場合には，**1**でみた感覚神経の伝導路を思い浮かべてほかの障害部位の可能性について検討する必要がある．図9のフローチャートに当てはまらない疾患の代表例について，以下に補足する．

▶▶ **フローチャートに当てはまらない疾患例**

（1）**両手のしびれを呈する手根管症候群**：両手のしびれはプライマリ・ケアでよく遭遇する愁訴である．単神経障害の手根管症候群が原因であることが最も多く，神経根障害や頚部脊髄症でも両手のしびれが主訴となることがある．単神経障害は片側性となるのが通例であるが，手根管症候群は両側性に生じることも多い例外的な疾患である．両側性の手根管症候群をみたら，糖尿病や甲状腺機能低下症，関節リウマチ，アミロイドーシスなどの基礎疾患の存在を念のため考慮しておく．

（2）**Pancoast症候群や胸郭出口症候群などの神経叢障害**：比較的長い領域のしびれだが，デルマトームには一致しない分布である場合には神経叢障害の可能性を疑う．その疾患頻度は単神経障害や神経根障害などと比較すると稀である．しびれの分布が神経解剖学的に説明困難であるかのようにみえやすく，心因性のしびれと誤診されがちである．

（3）**上行する両下肢のしびれを呈する脊髄症**：上行する両下肢のしびれをみたときには多発神経障害をまず考慮するが，髄外病変による圧迫性の脊髄障害でも同様の経過をたどる場合がある．脊髄内を走行する神経束が層構造を形成していることに起因している（図10）．多発神経障害の多くは緩徐進行性である．比較的急速にしびれの範囲が上行するなど，多発神経障害として説明しにくい点がある場合には脊髄症を想起すべきである．また下肢のしびれであっても脊髄症の原因となる病変は頚椎や胸椎レベルに存在することになるため，画像検査の施行部位にも注意が必要である．

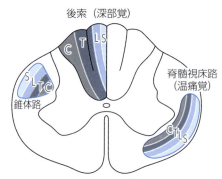

図10　脊髄内神経伝導路の層構造
下方に分布する神経ほど外側に位置するため，髄外からの脊髄圧迫では，下肢から上行していく障害パターンを呈する場合がある．

〈文献〉

1) Carpenter MB, Sutin J：Human neuroanatomy 8th ed. Baltimore, Williams & Wilkins, 1983；pp190-191.
2) Butler DS：The sensitive nervous system. Orthopedic Physical Therapy & Rehabilitation, 2000.
3) 後藤文男，天野隆弘：臨床のための神経機能解剖学．中外医学社，1992．
4) 荒木信夫，髙木　誠，厚東篤生：脳卒中ビジュアルテキスト　第4版．医学書院，2015．

第Ⅱ章 しびれの評価と治療

第Ⅱ章-2

しびれの神経診察

千葉大学大学院医学研究院 脳神経内科学　関口　縁

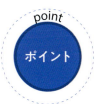

ポイント

1. しびれを直接診察することはできない．このため"しびれ"そのものの診察＝"問診"である．
2. しびれの問診を行い，障害されている系統とレベルを推測した後に，神経診察を行う．
3. 診察で感覚鈍麻や筋力低下といった"しびれ"以外の所見を見つけることが，病変部位決定，ひいては診断に結び付く．

1 診察の前に

　しびれは，第Ⅱ章-1「しびれの診かた」でも解説されたとおり，感覚系の経路（図1）のどこかが障害されて生じる自発性の異常感覚であり，日常診療で頻度の高い症状である．原因となる病変部位は感覚受容器～末梢神経～脊髄～脳と幅広く，また薬物や代謝疾患で生じることもあり，しびれをきたす疾患は多様である．一方で，"しびれ"そのものを他覚的に評価・定量することはできないため診断が難しい．

　このため，しびれの診察に際して最も重要なのは詳細な病歴聴取である．病歴を取り鑑別を絞り込むことで不要な診察を省くことができ，患者・医師双方の負担を軽減できる．

　以下に病歴聴取の際の注意点を記す．まず患者の訴える"しびれ"の性状を評価し，異常感覚であることを確認する．次に部位や経過，随伴症状から障害されている系統（感覚系だけなのか，運動系なども障害されているのかなど）とレベル（脳・脊髄・末梢神経ほか）を推測し鑑別疾患を挙げる．その後に身体診察を行い，しびれ以外の所見が推測した病変や鑑別疾患と矛盾しないかを照らし合わせ，さらに鑑別に必要な検査を行う．

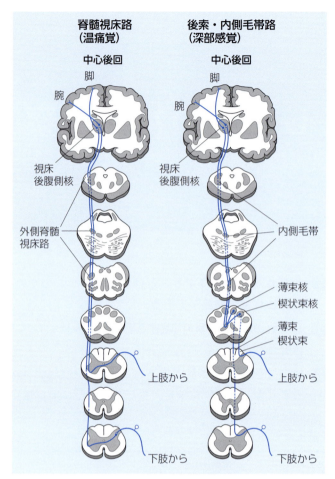

図1 感覚系の神経経路

A. 性　状

　患者の訴える"しびれ"の中身は多様で，異常感覚や感覚過敏，感覚鈍磨といった感覚の症状だけでなく，足の不快感で動かしたくなる restless leg syndrome の症状やこむら返りなどの筋攣縮からくる痛み，麻痺からくる力の入りにくさなどを"しびれ"と表現する場合もある．患者に"しびれ"が人によって異なることを説明し，症状を自分の言葉で述べてもらう．"正座後に足がしびれたときのようなピリピリ""一枚皮をかぶったような"など例えを出すのも有効である．

B. 部　位

　しびれの範囲を確認する．問診票などに図示してもらうのもよい．四肢のしびれであれば頸髄または末梢神経，半身であれば脳・脊髄など，特徴的な分布であれば病変部位を絞ることができる．一方で単神経障害や神経根の病変では，しびれの範囲が他覚的感覚障害よりも広いことやデルマトーム・末梢神経支配領域に一致しないことも

あるので，分布に留意してほかの感覚障害を診察する．

C. 経　過

　急性か慢性かなど発症の経過や初発症状を確認する．急性であれば脳血管性，亜急性であれば炎症性や代謝性，慢性であれば代謝性や変性疾患が考えやすい．慢性の場合は受診に至った理由を確認すると鑑別に役立つことがある．

D. 増悪・寛解因子

　動作や姿勢など，症状の増悪・寛解について思い当たることがないかを確認する．薬歴も忘れずに確認する．特定の姿勢での悪化は脊髄・神経根病変，明け方の手のしびれの悪化は手根管症候群の診断に役立つ．

E. 障害の程度

　日常生活や睡眠の障害度を確認する．またしびれによる痛みを訴える場合にはVAS（visual analog scale）などで評価を行うと，対症療法の必要性やその効果判定に役立つ．

F. 随伴症状

　感覚系の障害に加え，麻痺や動かしにくさなどの運動系，排尿・排便障害などの自律神経系などほかの系統に障害がないかを確認する．

　しびれの訴えや病歴が一定でないことはよくあるので，訴えがわかりにくい場合には，時間・日を変えて繰り返し確認するなどして再現性をみるとよい．

2　診察――脳〜末梢までの回路（図1）

　前述のように，病歴聴取から**障害されている系統**（運動系・感覚系・自律神経系など）とその**レベル**（脳・脊髄・末梢神経）を推測し，系統とレベルを確認することを目標に，診察する項目を取捨選択する．またその際に診察順を決めておくと漏れがなくてよい．

A. 脳神経

　脳神経領域に訴えがあるか，中枢（大脳・脳幹）病変，上位頸髄病変を疑う場合には脳神経の障害がないか，詳細な診察を行う．

　顔面のしびれは，三叉神経または上位頸髄〜延髄にある脊髄路核，視床から皮質にかけての病変で生じる．診察時は三叉神経の末梢性と中枢性（三叉神経脊髄路・核）で分布が異なることに注意して診察する．末梢性では三叉状の支配領域に一致（上から眼神経・上顎神経・下顎神経）し，中枢性ではonion-peel状に顔面の中心部から耳側にかけて輪状の分布となる（図2）．ほかに顔面にしびれを生じる病気には手口感覚症候群がある．これは一側の口囲と手にしびれを主体とする感覚障害を生じるもので，脳皮質や脳幹で起きることもあるが，

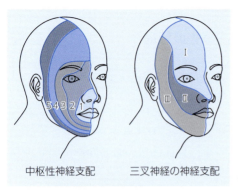

図2　三叉神経の分布

代表的なものは視床のラクナ梗塞によるものである.

B. 運動系

運動系は感覚系と比べ，訴え・診察所見ともにわかりやすいことが多く，その異常は病変を推察するうえで役立つ.

入室時の歩行や椅子に座る・立つなどの動作は多くの情報を与えてくれる．例えば小刻み歩行や姿勢反射障害（立ち上がろうとして後方に引っぱられる）などからパーキンソン症候群を疑ったり，徒手筋力テストと実際の動作の乖離から心因性を疑ったりする．診察室に入ってきたときから注意深く観察することが大切である．

次に筋萎縮や関節の変形・腫脹をみる．また下肢の冷感，足背動脈を触知するかなども，疾患によって留意する必要がある．

続いて筋力をみる．筋力テストでは筋力低下があるか，またそのレベルはどこかを決定する必要がある．時間が限られていたり，協力が得られにくい場合などは回内下降試験（いわゆる上肢 Barrè 試験）や握力，しゃがんだ状態から立ち上がる，つま先／踵で立つなどで簡便に評価する．筋力低下の訴えが限局的な場合には，末梢神経・髄節の支配を意識しながら徒手筋力テストを行う．筋力低下が広範囲にある場合には近位／遠位筋優位，屈筋／伸筋優位といった分布を意識して徒手筋力テストを行う．一般的には神経疾患では遠位筋優位，筋疾患では近位筋優位，錐体路の障害では上肢で伸筋，下肢で屈筋優位の筋力低下が生じるとされる．

そのほか，以下の診察も役立つ．

▶▶ **筋緊張**

検者が関節を屈曲・伸展した際に受ける抵抗で低下／亢進を判断する．亢進している場合には固縮（rigidity）と痙性（spasticity）がある．前者はガクガクと断続的に抵抗を感じる歯車様固縮と一定の強さで感じる鉛管様固縮があり，錐体外路の障害で生じる．後者は最初に抵抗があっても途中で急に力が抜け（折りたたみナイフ現象），錐体路の障害で生じる．

▶▶ **Lasègue 徴候**

患者を仰臥位にし，検者が一方の手で膝を，もう一方で足首を持って下肢を伸展させたまま他動的に持ち上げる．正常では70〜90度まで疼痛を訴えることなく持ち上げられるが，それ以下で疼痛を訴えて足を持ち上げることができない場合は陽性である．疾患特異性はないが，馬尾・腰仙部脊髄神経根・坐骨神経叢・坐骨神経領域に病変があることを示唆するため重要である．

C. 腱反射

診察に協力が得られにくい場合でも施行でき，客観的な評価がしやすいという点で

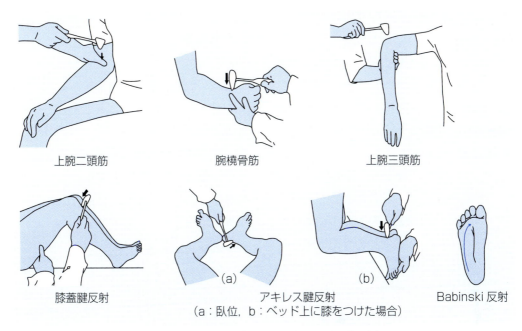

図3 外来で行うことの多い深部腱反射

非常に有用である．上位運動ニューロン（脳〜脊髄前角）の障害では障害部位以下で亢進し，下位運動ニューロン（前角〜末梢神経〜筋）の障害により低下する．両者の鑑別に有用であるが，糖尿病性や化学療法誘発性などの多発ニューロパチーでは全般的に低下することがあり，反射の亢進傾向が打ち消されることがあるので注意が必要である．左右差や各反射の差が情報となりうる．

反射をとる際の全般的な注意点は，患者に説明しリラックスしてもらって反射の出やすい肢位を取ることである．また，どの筋が収縮するのかを理解し，手首のスナップを効かせてすばやく叩打する．関節の動きではなく筋収縮をみる．外来でよく行う深部腱反射を以下に述べる（図3）．

▶▶上腕二頭筋（C5-6，筋皮神経）

座位または臥位で前腕を回内させて掌を膝（臥位の場合はお腹）に置き肘を軽く屈曲させる．肘窩で上腕二頭筋の腱に検者の母指を置いて軽く圧迫し，母指をハンマーでたたく．上腕二頭筋が収縮し，肘関節が屈曲する．

▶▶腕橈骨筋（C6）

肘関節を軽く屈曲し，座位では膝に，臥位では臍周囲に手を置く．前腕を回内・回外中間位とし，橈骨茎状突起に検者の示指を置いて示指をたたく．腕橈骨筋が収縮し肘関節が屈曲する．時に肘関節が屈曲せず手指が屈曲する場合があり，これを橈骨逆転反射*という．

*橈骨逆転反射：肘関節は屈曲せず手指が屈曲する現象でC6病変を示唆する．C6の病変により腕橈骨筋反射が消失するが，C8には病変が及んでおらず手指屈筋反射が起きるため生じる．

▶▶上腕三頭筋（C7）

座位の場合には，検者の手を患者の肘窩

に入れて上肢を引き上げ，肘関節が90度屈曲位で前腕の力が抜けた状態にする．臥位の場合には，手を臍の高さで対側のわき腹に付くくらいに持っていき，肘関節が90度屈曲した形を取る．肘頭をたたくと上腕三頭筋が収縮し肘関節が伸展する．

▶▶ 膝蓋腱（L3-4）

座位の場合には膝を90度屈曲させリラックスしてもらう．臥位の場合は，軽く膝を屈曲させ，打鍵器と反対の手を膝窩に入れて軽く持ち上げる．膝蓋骨の下縁を叩打し大腿四頭筋が収縮して膝関節が伸展する．

▶▶ アキレス腱（S1-2）

座位の場合は対側の膝に足首を乗せる．出現しにくい場合には，ベッドの縁から足首が出るように膝を着いてもらう．臥位の場合は膝を曲げて股関節を外旋する．検者の手で軽く足関節を底屈させて，腱をたたくと下腿三頭筋が収縮し足関節が背屈する．

▶▶ Babinski徴候

下腿と足の緊張を解き，足底をこすることを患者に説明する．爪楊枝または安全ピンの先端やハンマーの柄などで，足底外側を踵→小指の付け根までこする．通常は母指が底屈するが背屈した場合陽性であり，錐体路の障害を示す重要な徴候である．

上記の深部腱反射において反射亢進が疑われる場合には，下顎（橋），三角筋（C5），大胸筋（C5-7），Hoffman反射（C6-8），腹筋，大腿内転筋（L2-4）の反射などを加えレベルを確認するとよい．

D. 感覚系

感覚の検査は多くの項目があるが，すべてを行うことは時間的にも患者の負担からも困難である．病歴から鑑別疾患を挙げ，障害の種類（全種類の感覚が障害されているか，解離性感覚障害があるかどうか）と分布を意識して診察し，障害のあるレベルを推測する．

感覚は表在覚と深部感覚に大別されるが，前者として痛覚，後者として振動覚または位置覚が行われることが多い．母指探し試験も評価がしやすく，後者の評価として有用である．必要であれば，触覚や温冷覚，識別覚などほかの項目を追加していく．一部の感覚のみが障害されることを解離性感覚障害といい，アミロイドニューロパチーや脊髄空洞症，Wallenberg症候群など一部の疾患に特徴的な所見である．

感覚障害の分布はしびれと同様に障害レベルによって異なる（図4）．疑っている障害レベルを念頭に注力して診察することが大切である（脳梗塞で半身の感覚障害を疑っているのであれば左右差を，手根管病変であれば正中神経／尺骨神経の境界域を詳しくみるなど）．髄節の支配領域はデルマトームであらわされる（図5）．必ずしも一致するものではないが，デルマトームに沿っている場合には，まずは脊髄・神経根由来と考える．

感覚系の診察は患者の理解と協力が不可欠であるため，以下の点に注意する．

①意識障害や認知症，精神障害などがある患者や非協力的な患者では正確な所見が得られないため，診察前に確かめておく．

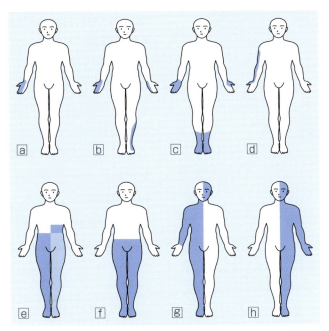

図4 感覚障害の分布とレベル

a：末梢神経（単神経炎・正中神経） b：末梢神経（多発単神経炎） c：末梢神経（多発神経炎） d：神経根 e：脊髄（Brown-Séquard症候群）；障害側に全感覚消失＋その下部に深部感覚障害，対側で温痛覚障害 f：脊髄（横断性障害） g：延髄（Wallenberg症候群）；障害側顔面と対側半身に温痛覚障害 h：脳幹・脳（中脳以上）

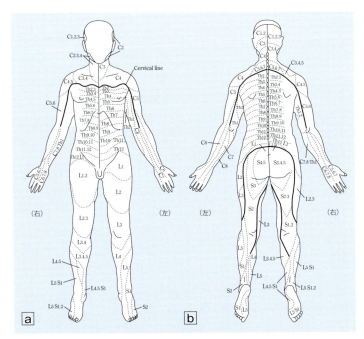

図5 デルマトーム

左半身は各髄節の支配する領域，右半身は皮膚を支配している髄節を示している．複数の髄節が重複して支配している．

理解・協力の程度が悪い場合には運動系や腱反射で判断する．

②検査の方法や答え方をわかりやすく説明する．

③微細な違いや再現性が乏しい場合には，所見ありとしない．

④患者が疲れてくると正確な評価ができなくなるため，病歴から疑った部位に注力して行う．

以下に各項目について述べる．

▶▶ 痛覚

使い捨ての爪楊枝や安全ピンで皮膚を軽くつつく．なるべく同じ力でつつき健常と思われるところから開始する．健常部位で患者の反応をみるとともに，患者に痛みを覚えてもらい，障害部位を同様に刺激して10点満点で感じ方を述べてもらう．デルマトームや末梢神経支配に沿った障害を見つける場合には少しずつ場所をずらしていき境界を明確にする．知覚鈍麻の場合は鈍い部分から健常部に向かって検査すると境界がわかりやすい．

cervical line：デルマトームをみるとわかるように，胸部上方で頚髄領域（C4）と胸髄領域（Th2）が隣り合っている（図5の太線）．感覚鈍磨が疑われる胸部を臍のほうから頚部に向けて刺激していくと，このcervical lineを超えたところで急に本来の痛みを訴えるときに陽性であり，C4〜Th2髄節間に脊髄病変があることを意味する．

▶▶ 触覚

柔らかい毛の筆などで触れ，痛覚と同様に健常部と比較する．

▶▶ 温覚

温覚計や試験管にお湯・冷水を入れたものを用いると正確だが，ない場合は音叉の金属部分や酒精綿などで冷覚を，温かいおしぼりで温覚をみることができる．痛覚同様，健常部に定点を置いて比較する．

▶▶ 振動覚

音叉（128Hz）をたたいて振動させ，鎖骨・肋骨・大転子・膝・内果など骨の突出部にあてて振動を感じるかどうかを検査する．検査の仕方は痛覚と同様に定点を決めて比較する方法と，振動が止まるまでの秒数を測る方法とがある．

▶▶ 位置覚

関節がどの位置にあるか，どの方向に動いたかの感覚である．検者が関節を動かし，どの方向に動いたかを患者に答えてもらう．

▶▶ 母指探し試験

患者を閉眼させ，片方の手を握って母指を立ててもらう．その上肢全体を検者が両手で持って動かした後，適当なところで固定する．患者のもう一方の手で，動かした上肢の母指をつかんでもらう（図6）．上肢の位置を変えて何度か行い障害の程度をみる．母指にたどりつけない場合には固定したほうの深部覚に障害があると判断する．

▶▶ Romberg試験

両足をそろえて立位を取った後に閉眼させ，身体の動揺をみる．閉眼直後に身体が動揺しバランスを崩すと陽性であり，下肢の深部感覚障害の際にみられる．

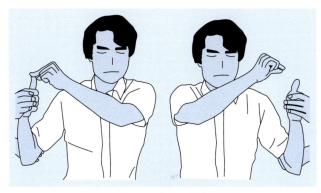

図6 母指探し試験
右上肢固定では正確につかめているが，左上肢固定では障害がみられる．

3 診察の後に

　感覚系の訴えは他覚的な評価が難しい一方で，患者のQOLを大きく阻害する．他覚的所見に異常を認めなくても心因性と決めつけるのではなく，疾患の可能性を検討し，時に患者のQOL向上のため対症療法を行うべきである．

〈参考文献〉

1) 田崎義昭, 斎藤佳雄, 坂井文彦, 他：ベッドサイドの神経の診かた 第16版. 南山堂, 2004.
2) 水野美邦（編）：神経内科ハンドブック―鑑別診断と治療 第5版. 医学書院, 2016.
3) 福武敏夫：神経症状の診かた・考え方―General Neurologyのすすめ. 医学書院, 2014.
4) 福武敏夫：病歴聴取および診察のポイント. 脊椎脊髄ジャーナル 2005；**18**：378-389.
5) 竹下幸男, 神田 隆：これだけは知っておきたい神経内科の診断学. 安藤孝志, 山中克郎（編）：神経内科がわかる, 好きになる（増刊号）. レジデントノート 2017；**18**：19-30.
6) Ropper A, Samuels M：Adams and victor's principles of neurology 9th ed. McGraw-Hill Professional, 2009.

第Ⅱ章-3
腰痛を中心とした痛み・しびれの治療薬

千葉大学大学院医学研究院 先端脊椎関節機能再建医学講座* 折田純久*／稲毛一秀**
千葉大学大学院医学研究院 整形外科学**

ポイント

① 急性期・慢性期のいずれもNSAIDs，アセトアミノフェンが第一選択である．
② 病態機序や薬剤の特徴，副作用を考慮しながら投与薬剤を調製する．
③ オピオイド系薬剤などで嘔気・便秘などの副作用が予想される場合はあらかじめそれらに対する薬剤を予防投与する．

1 腰痛の薬物治療の実際

　本稿では腰痛の痛み・しびれに対する治療について述べる．診断の詳細は第2章-1「しびれの診かた」および2「しびれの神経診察」を参照されたい．

　本邦で頻用される薬剤にはNSAIDs，抗不安薬，筋弛緩薬，抗うつ薬などがある．海外のガイドラインではアセトアミノフェンが第一選択とされ，オピオイドや抗てんかん薬も使用されている．質の高い薬物研究は，現状では欧米主体であり日本の実情にそぐわないこともあるが，最近では日本でも第一選択薬としてのアセトアミノフェンが広まりつつあり，またオピオイドの適応はがん性疼痛のみから慢性疼痛にも適応が広がった．また抗けいれん薬も腰痛における末梢性神経障害性疼痛に対して認可され，腰痛の薬物療法は新しい局面を迎えている．表1に国外ガイドラインを含む各薬剤の推奨度を示す．

　また，現行のガイドラインに含まれていない薬剤ではプレガバリン，デュロキセチン，トラマドール製剤がこれにあたる（2019年発刊予定の改訂版ではこれらの薬剤も含まれる）．これらの薬剤が登場するまでは慢性腰痛の治療でもNSAIDsが頻用されてきたが，侵害受容性疼痛や神経障害性疼痛といった痛みの病態機序の解明により，現在ではNSAIDsに加えて処方されるようになってきた．

　腰痛の薬物治療には鎮痛薬以外にも病態によって種々の薬剤が用いられる．経口プロスタグランジンE1（リマプロスト15μg/日）は，腰部脊柱管狭窄症に伴う神経性跛行ならびに両下肢のしびれを伴う馬尾

表1 腰痛に対する各薬剤の推奨度

(a) 急性腰痛

	日本	Cochrane[3〜5]	European[7]	USA[8]
NSAIDs（COX-2阻害薬含）	◎	○	○	◎
アセトアミノフェン	◎		○	◎
抗不安薬		○	○	○
筋弛緩薬	○	○	○	○
オピオイド				○

(b) 慢性腰痛

	日本	Cochrane[3〜6]	European[7]	USA[8]	UK[9]
NSAIDs（COX-2阻害薬含）	◎	○	○	◎	○
アセトアミノフェン	◎		○	◎	◎
抗不安薬		○		○	
筋弛緩薬	○	○	○	○	
オピオイド				○	◎

◎：第一選択薬　○：第二選択薬

〔日本整形外科学会，他（監），日本整形外科学会診療ガイドライン，他（編）：腰痛診療ガイドライン2012. p41, 表1, 表2, 2012, 南江堂より〕

症状を有する腰部脊柱管狭窄症治療に有用であり（Grade B），またNSAIDsのほか神経性のしびれに対してVitB$_{12}$製剤が併用される．坐骨神経痛を有する症例への硬膜外副腎皮質ステロイド投与は治療早期で疼痛軽減の可能性があり（Grade C），非選択性NSAIDsやCOX-2選択的阻害NSAIDs（セレコックス®）などと筋緊張弛緩薬の併用も有効である．

また，腰部脊柱管狭窄症や腰椎椎間板ヘルニアなどの腰痛疾患は混合性疼痛の要素を併せ持つと考えられているが，特に神経障害性疼痛には脊髄後角における慢性的な神経回路の変性も関与していると考えられており[1]ノイロトロピン®やプレガバリン，デュロキセチンなどの下行性疼痛抑制系や脊髄後角に作用する薬剤の有効性が報告されている[2]．これらの薬剤は，アラキドン酸カスケードの抑制により鎮痛効果を発揮する従来のNSAIDsとは異なる作用機序を持つため，患者の状態を勘案しながら使い分ける，もしくは効果的に併用することが重要である．最近の研究では，これらを組み合わせることにより慢性腰痛に効果的に対処できることも報告されている[3]．

そのほか，オピオイドの経皮剤やトラマドール製剤なども慢性疼痛治療における新規薬剤として注目を浴びつつあるが，これらは副作用・合併症を熟知したうえで使用すべきであり第一選択薬としての使用は現実的ではなく，使用にあたっては必要に応じて制吐剤などを併用する必要がある．

2 薬剤ごとの特徴と使用法

薬物療法

慢性腰痛は心理的背景，疼痛受容の複雑さから治療に難渋することが多く，薬物療法は様々な治療の一環として使用すべきで，薬物のみに依存した治療は望ましくない．

▶▶ NSAIDs（COX-2 阻害薬含む）

実際の臨床では使用することの多い薬剤であり，急性・慢性いずれの腰痛にも有効であることが示されているが，慢性腰痛に対する NSAIDs の有効性を示した質の高いエビデンスは少ない．また NSAIDs の種類による効果の差は明確ではない．一方で非選択的 NSAIDs は胃潰瘍や消化管出血，腎障害などの副作用に常に注意が必要である．ゆえに，急性腰痛の初期ないし慢性腰痛の急性増悪期など，疼痛の強い時期に限った短期投与が望ましいとされている．

COX-2 選択的阻害薬は一般的に NSAIDs と同等の除痛と抗炎症の効果があり，上部消化管症状などの副作用が少ない．したがって，胃潰瘍既往患者や長期の内服が予想される患者などでは，非選択的 NSAIDs よりも COX-2 選択的阻害薬の処方が望ましいとされている．

▶▶ アセトアミノフェン

急性・慢性いずれの腰痛においても有効性が報告されている．特に高齢者では NSAIDs による腎障害・胃腸障害が危惧されるため，アセトアミノフェン使用を推奨する報告が多い．副作用は大量摂取による肝障害である．通常量での重篤な有害事象は稀であり，比較的安全に使用できる薬剤のため多くのガイドラインで第一選択薬剤に挙げられている．

▶▶ 筋弛緩薬

日本で処方される筋弛緩薬の多くは中枢性筋弛緩薬に属するものであるが，以下に示すエビデンスの高い薬剤は末梢性であり，通常日本では使用されない．したがって，そのエビデンスをそのまま日本で使用できないことに注意する．筋弛緩薬は急性腰痛に有効であるが高率に副作用がみられる．急性腰痛に関してはバクロフェンやダントロレンの有効性が示されている．一方で，慢性腰痛に関しての質の高い論文はない．日本では鎮痛補助薬として中枢性筋弛緩薬を使用することが多いが，眠気やふらつきといった副作用に注意が必要である．

▶▶ 抗不安薬

抗不安薬（マイナートランキライザー）は急性・慢性腰痛に効果があるが，中枢神経系の副作用に留意する必要がある．使用される薬物のほとんどがベンゾジアゼピン系の薬物である．薬物は疼痛に興奮性に働く NMDA 受容体に拮抗して働く GABA 受容体に対して増強的に働き，痛みを抑制する．エチゾラム，ジアゼパムの使用が多い．ベンゾジアゼピン系の薬物クロナゼパムは抗てんかん薬として知られているが，慢性腰痛や脊髄損傷後の上下肢のしびれ，強度の下肢神経痛，しびれを伴った腰椎疾患に使用される．

▶▶ プレガバリン

プレガバリンは神経における刺激伝達構造（電位依存性カルシウムチャネル $\alpha_2\delta$ サブユニット）と結合し，興奮性神経伝達物質の遊離を抑制することで鎮痛効果をもたらす．本邦では末梢性・中枢性神経障害性疼痛や線維筋痛症に伴う疼痛，帯状疱疹後神経痛，糖尿病性神経障害に伴う痛みやしびれ，脊髄損傷後疼痛などに対して有意な鎮痛効果が示されているが，めまいや鎮静，傾眠などの副作用が知られる．最小用量から使用を開始し漸増するなどの処方の工夫によりその発生が抑制される[5]．腎機能低下症例，透析症例では慎重投与を心がける．神経障害性疼痛に加え，侵害受容性疼痛や心理社会的要因など多因子由来の病態である腰下肢痛に対しては必ずしも全例で効果を示すわけではないが，この場合 NSAIDs などの併用処方が有用である．以上からも

わかるように本剤はすべての疼痛性疾患に対して必ずしも有効ではないため，処方において入念な診察に基づく確実な神経障害性疼痛の診断であり，殿部痛・下肢痛症例における神経障害性疼痛の関与の報告[6]はその根拠の一つとなる．また，2019年に入り新たに承認されたミロガバリン[7]はプレガバリンと同様にCa^{2+}チャネル$α_2δ$リガンドに結合するが，このリガンドの持つ$α_2δ-1$と$α_2δ-2$の2つのサブユニットからの解離速度が異なることから，中枢神経系の副作用を軽減しながら鎮痛効果優位の効果をもたらすことが特徴とされる．このため高齢者を中心とした今後の慢性疼痛治療における副作用軽減効果が期待される．

▶▶ 抗うつ薬

うつと慢性腰痛の関連は深い．慢性腰痛の80％は抑うつ状態にあるとされており，抗うつ薬が著効する例が多く，これまで多くのガイドラインで効果があるとされてきた．抗うつ薬は三環系抗うつ薬が代表であるが，近年は選択的セロトニン再取り込み阻害薬（selective serotonin reuptake inhibitor；SSRI），そしてセロトニン・ノルアドレナリン再取り込み阻害薬（serotonin noradrenalin reuptake inhibitor；SNRI），さらにはノルアドレナリン・セロトニン作動性抗うつ薬（noradrenergic and specific serotonergic antidepressant；NaSSA）といった薬剤が登場し，一定の効果を示している．ただし，口渇やめまいなどの副作用に注意が必要である．本薬剤はその性質上，NSAIDsやアセトアミノフェンで治療効果がみられない場合に，処方を検討するのが望ましいとされるが，抗うつ効果とは独立しての鎮痛効果も報告されている．

▶▶ オピオイド

弱オピオイドはNSAIDsやアセトアミノフェンで治療に難渋する慢性腰痛に対し有効であることが報告されている．したがって，そのような症例の場合，トラマドールもしくはアセトアミノフェンとトラマドールの合剤などを使用することが一般的となってきている．また，最近では日本でも慢性腰痛に対して強オピオイドが貼付剤として処方可能となった．しかしながら，長期投与による有害事象や乱用・依存の問題があるため，適応患者を慎重に選び定期的な評価を欠かさず長期投与にならないよう努めていく必要がある．

〈文　献〉

1) Woolf CJ, Shortland P, Coggeshall RE：Peripheral nerve injury triggers central sprouting of myelinated afferents. *Nature* 1992；**355**：75-78.
2) Orita S, Yamashita M, Eguchi Y, et al：Pregabalin for refractory radicular leg pain due to lumbar spinal stenosis：a preliminary prospective study. *Pain Res Manag* 2016；**1**：1-10.
3) Shimada Y, Inage K, Orita S, et al：Effect of duloxetine on neuropathic pain in patients intolerant to continuous administration of pregabalin. *Spine Surg Relat Res* 2017；**1**：40-43.
4) 日本整形外科学会,日本腰痛学会(監),日本整形外科学会診療ガイドライン委員会,腰痛診療ガイドライン策定委員会(編)：腰痛診療ガイドライン2012．南江堂，p41，2012．
5) Orita S, Yamashita M, Eguchi Y, et al：Pregabalin for refractory radicular leg pain due to lumbar spinal stenosis：a preliminary prospective study. *Pain Res Manag* 2016；**2016**：5079675.
6) Orita S, Yamashita T, Ohtori S, et al：Prevalence and location of neuropathic pain in lumbar spinal disorders：analysis of 1804 consecutive patients with primary lower back pain. *Spine*（*Phila Pa 1976*）2016；**41**：1224-1231.
7) Calandre EP, Rico-Villademoros F, Slim M：Alpha$_2$delta ligands, gabapentin, pregabalin and mirogabalin：a review of their clinical pharmacology and therapeutic use. *Expert Rev Neurother* 2016；**16**：1263-1277.

第Ⅱ章-4

腰痛における痛み・しびれの保存加療

千葉県済生会習志野病院 整形外科　藤本和輝

ポイント

1. 腰痛に対する薬物療法以外の保存療法には安静，温熱療法，経皮的電気神経刺激療法，牽引治療，装具療法，運動療法，認知行動療法，ブロック治療がある．
2. 腰痛の種類ごとに有効な治療方法が異なる．
3. いずれの方法も長期での有効性については十分なエビデンスがあるとは言えず，今後のより詳細な研究成果が待たれる．

1　はじめに

　腰痛を有する患者数は極めて多く，日本人の有訴者率は腰痛が男性では第1位，女性では第2位を占める（平成22年国民生活基礎調査）．薬物療法以外の保存治療としては以下が挙げられる．
- 安静
- 温熱療法：局所血流の増加，筋弛緩作用，組織代謝亢進作用，内因性モルヒネ様物質を介した疼痛抑制作用が考えられている．
  - 表在性温熱：ホットパック，赤外線
  - 深達性温熱：超音波，短音波，極超音波（マイクロウェーブ）など生体内で熱に変換され温める方法．
- 経皮的電気神経刺激療法(transcutaneous electrical nerve stimulation：TENS)
  - 治療的電気刺激法：廃用筋の筋力維持，痙性予防
  - 機能的電気刺激法：麻痺した末梢神経や筋肉を電気刺激により制御する．
- 牽引治療
- 装具（コルセット）療法
- 運動療法
- 患者教育・心理行動的アプローチ（認知行動療法）
  認知の偏りを修正し，問題となっていることの解決を手助けすることによって精神疾患を治療することを目的とした精神療法．
- ブロック治療

また，既出のように腰痛は原因の明らかな腰痛と原因の明らかでない腰痛（非特異的腰痛）に分けられ，それぞれ疾患ごとに有効な保存治療について述べる．

2 原因の明らかな腰痛の治療（神経症状を伴う可能性がある腰痛）

腫瘍，感染を除くと主な疾患としては①腰椎椎間板ヘルニア，②腰部脊柱管狭窄症，③腰椎分離症（青少年期），④脊椎圧迫骨折（高齢者,骨粗鬆症患者）が挙げられる．病態によっては，いずれも神経症状を伴う可能性がある．それぞれ疾患ごとに有効な保存治療について述べる．

A. 腰椎椎間板ヘルニア

▶▶ どんな症状か

一般的には腰痛を生じることが多いと思われている疾患であるが実際には腰痛は呈さないことが多く，ほとんどの症例で急性に発症し（何月何日からと覚えていることが多い）一側もしくは両側下肢の痛み・しびれを呈し，歩行障害や重度の場合にはベッドから起きることもできなくなることがある．最重度の場合には，下肢の麻痺（筋力低下も含む）や膀胱直腸障害（尿閉）をきたすこともある．

▶▶ どうして起きるのか

腰椎の椎体の間にある椎間板の中の髄核が線維輪を突き破り，脊柱管内外の神経を圧迫することにより生じる（図1）．圧迫の程度，圧迫を受ける神経によって部位は異なるが，障害を受けた神経の関与する部位に痛みやしびれを生じる．

単一の神経根のみの症状を呈する神経根型と高度の狭窄で圧迫部位以下の全神経領域の症状を呈する馬尾型がある．馬尾型では膀胱直腸障害を起こす可能性があり，問診で自排尿・自排便があることを確認することが重要である．発生高位はその頻度ではL4/5, L5/S, L3/4の順であるが，L3/4より高位の上位椎間レベルの椎間板ヘルニアでは近位筋の筋力低下を生じうるため，歩行障害など症状が重篤になることが多い．

▶▶ どんな人がなりやすいのか

20, 30歳代程度の若年層のほかにも，40, 50歳代の中年の人たちや60, 70歳代以上の高齢者など全年齢層にみられる．

▶▶ 対処法・治療法・注意点

腰椎椎間板ヘルニアの痛みは圧迫によるものではなく，炎症による要素が大きいとされる[1)2)]．そのため，すべての患者が手術加療となるわけではなく，保存加療によって手術をしない良くなる症例がほとんどである．痛みを起こした神経の炎症が

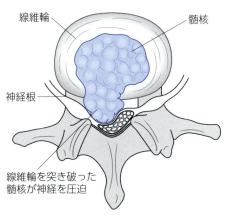

図1　腰椎椎間板ヘルニアの模式図

徐々に治まってくることで症状が改善してくると考えられており，保存治療では症状を緩和させることが主体となる．

（1）**安静加療**：腰椎椎間板ヘルニアは自然消退する場合があることが知られている．ベッド上安静と痛みに応じた活動性維持の間には疼痛および機能の面で差がないとされていることから[3]，痛みに応じて活動を許可する．

（2）**ブロック治療**（硬膜外副腎皮質ステロイド薬注入療法）：保存療法の一つの選択肢として，治療開始後早期での疼痛軽減に効果があるとされる[4]．

(a) 神経根ブロック（図2）：神経根型の症例において主に行われ，画像所見と臨床症状から障害を疑われた神経根に対して診断および治療目的に行う．X線透視下に，神経周囲にブロック針を進め，造影剤で神経根が造影されるのを確認した後に局所麻酔薬，ステロイドの局所注射を行う．診断と治療を兼ねた方法で，手術前の高位診断としても行われることが多い．患者および施行者の放射線被曝の問題があり，行える回数に限度がある．

(b) 仙骨硬膜外ブロック（図2）：仙骨裂孔より硬膜外腔に局所麻酔薬，ステロイドを注入することで神経由来の疼痛を軽減させる方法である．簡便で，外来ですぐできるという利点があるが，上位腰椎病変までは到達しないことが多く，肛門が近いことから不潔になりやすく感染のリスクがあるという短所がある．

(c) 硬膜外ブロック（図2）：棘突起間より硬膜外針を刺入し，硬膜外腔に局所麻酔薬，ステロイドの注入を行い神経由来の疼痛を軽減させる方法である．上位腰椎病変にも対応可能であるが硬膜穿刺のリスクもあり，入院で行われることも多い．

(d) 硬膜外持続カテーテル：硬膜外ブロックと同様に硬膜外針を硬膜外腔まで刺入しカテーテルを留置し，持続的に局所麻酔薬，鎮痛薬を投与する方法である．持続的に鎮痛効果が期待できるが，硬膜外ブロック同様に硬膜穿刺のリスクのほか，カテーテル留置による感染のリスクがある．

いずれのブロック治療も，筋力低下を生じた場合や膀胱直腸障害を呈する場合には早期の手術が必要になり，経過中に上記症状の出現に注意が必要である．

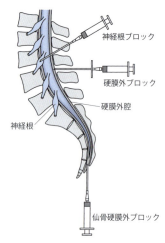

図2　各種ブロック治療の模式図

B．腰部脊柱管狭窄症

▶▶どんな症状か

高齢者において脊椎手術となる最も多い

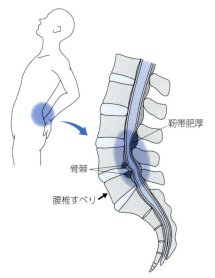

図3　腰部脊柱管狭窄症の模式図
様々な要因で脊柱管が狭窄する．

疾患の一つである[5]．典型的な症状は歩行持続により下肢の痛みやしびれを生じ歩けなくなるが，休むとまた歩けるようになるという間欠性跛行を呈する[6]．歩行すると痛みが増強するのに対して，歩行器歩行や買い物カートを押して歩くなど前傾姿勢では症状が出にくいという特徴がある．症状がひどくなると安静時にも痛みが出現するようになり，会陰部灼熱感や頻尿，排尿遅延などの膀胱直腸障害が出ることもある．

▶▶ **どうして起きるのか**

腰の部分での脊柱管，椎間孔の慢性的な狭窄により生じる．原因として椎体の骨棘，黄色靱帯の肥厚，椎間関節の変性，骨性の椎体のずれ（腰椎すべり），椎間板変性に伴う脊柱管への突出などがあり，それらが複合していることもある[7]．腰椎を伸展すると脊柱管が狭小化するため（図3），歩行時に症状が増悪し，安静時や前傾姿勢で症状が改善する．

椎間板ヘルニアと同様に，単一の神経症状のみの神経根型と高度の狭窄で下肢全体に症状が出る馬尾型がある．両方の症状を呈する混合型や，経過中に椎間板ヘルニアを発症し急激に痛みを生じる合併型もある．

▶▶ **どんな人がなりやすいのか**

50歳代以降の成人，特に60，70歳代に起きやすいとされる．

▶▶ **対処法，治療法，注意点**

保存治療を行うことで自然経過よりも良好な転帰がもたらされるかどうかは明確な答えは出ていないが，多くの整形外科クリニックで保存的加療が行われている．薬物治療，そのほかの保存療法を受けた患者の約20～40％が最終的には手術となり，手術に至らなかった患者の約50～70％は疼痛が改善したと報告されている[8]．

（1）**理学療法**：理学療法により腰殿部痛・下肢痛を軽減させることができ，その有効性については徒手理学療法，ストレッチ，体重負荷のかからないトレッドミル歩行の組み合わせが効果を示した[9]と報告されている．

（2）**脊椎マニピュレーション**：十分なエビデンスはないとされているが，伸展マニピュレーション，神経モビライゼーションを行うことで症状の改善が得られたと報告されている[10]．

（3）**ブロック治療**：保存治療としては単一の神経根症状を呈する神経根型にはブロック治療は有用とされ，間欠性跛行などの症状の改善が期待できることもある．症状や症例により前述の神経根ブロック，仙骨硬膜外ブロックや硬膜外ブロックが選択される．短期的な疼痛改善に有効であるとの報告がいくつかあるが，長期的な成績に

はまだ一定の見解はない[11) 12)].

(4) 装具治療：コルセットを装着することで歩行距離の延長と疼痛軽減がみられたと報告されている[8)].

(5) 牽引治療，低周波治療：いずれもエビデンスとしては十分な有効性は報告されていない．

典型的な症状である間欠性跛行は閉塞性動脈硬化症など血管の狭窄によっても生じるため，スクリーニングのためにABI (ankle brachial index；足関節上腕血圧比) などは行っておくことが望ましい．また椎間板ヘルニアと同様に，麻痺症状や膀胱直腸障害を生じている場合には早期に手術が望ましい．

C. 腰椎分離症 (図4)

▶▶ どんな症状か

スポーツ選手など運動（特に背屈動作やひねり動作が多い）をしている若年〜青年期に多く発症する．腰椎の疲労骨折の一種であり，背屈時の腰痛が主訴となる症例がほとんどであるが，下肢の痛み・しびれを生じることがある．

▶▶ どうして起きるのか

背屈動作や回旋動作の継続で，持続的に腰椎の関節突起間部にストレスがかかることで同部の疲労骨折が生じる．腰痛の発現には病期の違いによって2つの様式があることが報告され，初期・進行期では疲労骨折の痛みで，終末期では偽関節部の滑膜炎の痛みとされる[13)]．運動時（特に背屈時）の腰痛を訴える．

分離部直下には脊髄神経が走行しているため，骨折部分の可動性や，完成期では分離部分に形成された瘢痕様組織が神経症状をきたすことがある[14)]．神経症状を呈するものの多くは，腰痛と同様に背屈時に症状を呈する．

▶▶ どのような人がなりやすいのか

日本人においては5.9％に生じる一般的な疾患とされる[15)]が，一般成人では腰痛発現に必ずしもつながらないことが多い．しかし，10歳代の発育期の，特にスポーツ選手においては腰痛の主要因となる[16) 17)]．若齢期で軽度であった腰痛が30，40歳代で増悪し手術が必要となった症例も報告されている[18)]．

▶▶ 対処法，治療法

基本的にコルセットによる装具療法が行われる．症例ごとに硬性コルセットで骨癒合を目指すのか，炎症を収束させる治療を目指すのか選択する．病期（初期,進行期,終末期）により疲労骨折部が癒合する確率が異なるため，それぞれ治療方針が異なる．その際にMRIによる病期分類が重要[19)]と

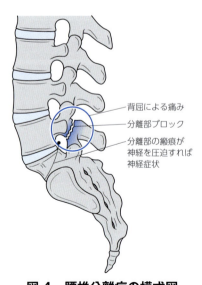

図4　腰椎分離症の模式図

される．初期および進行期で骨折部を癒合させることを目標にする場合には，硬性コルセットを3〜6カ月程度装着する．終末期症例では保存治療で骨癒合を得ることは困難であるため，疼痛を管理しながらスポーツ復帰に導く．スポーツ中にも装着できる軟性コルセットを使用する[20]．

（1）**分離部ブロック**：終末期の症例で滑膜炎による痛みが強い場合には，分離部にステロイド注入を行うことでスポーツ復帰が可能になることもある（図4）[13]．

（2）**神経根ブロック**：分離部の瘢痕により神経症状をきたしている場合には，当該神経根（L5分離症ではL5神経根）への硬膜外ステロイド注入が有効なこともある．

（3）**ジャックナイフストレッチ**：分離症の発症メカニズムがハムストリングスの固さ（ハムストリングタイトネス）によるとされ，柔軟性獲得のために有効とされるストレッチである[20]．

D. 脊椎圧迫骨折

▶▶ どんな症状か

成人期の高エネルギーによるものと，老年期の骨粗鬆椎体に軽微な外傷機転（ないこともある）により生じるものに分けられる．多くは体動時に腰背部の痛みを生じる．

▶▶ どうして起きるのか

脊椎に軸圧が加わることで生じる．前方要素のみの圧壊で安定性が保たれている圧迫骨折型と後壁損傷や後方要素の損傷を伴い不安定性を伴う破裂骨折型に分けられる．後壁損傷を呈し，脊柱管内に骨片が突出する場合には神経症状を呈することがある．

▶▶ どのような人がなりやすいのか

高エネルギーによるものは成人期に生じるが，脆弱性骨折は主に70歳代以上の高齢者と膠原病，血液，悪性疾患などステロイド治療の既往があるステロイド性骨粗鬆症患者に好発する．

▶▶ 対処法，治療法

安定型でも圧壊が高度で整復を要する場合，不安定型で早期の離床を目指す場合や神経症状をきたした症例には手術療法が選択される．それ以外の症例では保存的加療が選択される．

椎体の圧壊とその進行を防止するため4週間程度の床上臥床を行うが，高齢者などで長期臥床が望ましくない場合には受傷早期からコルセットを装着して離床を開始する．安定型には軟性コルセット，不安定型にはフレームコルセットもしくは硬性コルセットを装着する．骨折部の癒合が確認できるまで通常は3カ月程度の装着が必要になる．

3 原因の明らかでない腰痛（非特異的腰痛）

明らかな原因のない腰痛を総称する言葉であり，下肢症状を伴わない腰痛の場合，その85％は正確な診断を行うことは困難とされる[21]．発症からの期間により大きく分けて発症から3カ月未満の急性（亜急性）腰痛と3カ月以上の慢性腰痛に分類される．

A. 急性腰痛症（いわゆるぎっくり腰）

▶▶ どんな症状か

急性腰痛症の俗称で，重いものを持ち上げたり腰をひねったりなどの急な腰への負担がきっかけとなって，時に身体を動かすことも難しくなるほどの非常に強い腰痛が生じることが特徴である．あまりに強い痛みのため，欧米では魔女の一撃（独；hexenschuss）とも呼ばれる．

▶▶ どうして起きるのか

ぎっくり腰はヒトが生活していくうえでは高率に遭遇するものであり多くの人が一度は経験するものであるが，なぜ起こるのか，どのようにして痛みが出るのかということについて，その機序についてはいまだに十分に解明されていない．現状では腰を構成している人体のパーツ，例えば椎間板や筋肉，靭帯，骨と骨との関節などに微細な亀裂や破綻が起こった状態と考えられている．

▶▶ どんな人がなりやすいのか

20，30歳代程度の若年層のほかに40，50歳代の中年の人たちに多くみられる．力仕事など腰に負担がかかる仕事をしている人だけでなく，長時間デスクワークをしている人にもみられる．

▶▶ 対処法・治療法・注意点

（1）**安静加療**：何も治療しなくても1週間程度で治癒することがほとんどである．痛みが強いときは湿布を貼ったり消炎鎮痛剤を内服したり，腰椎サポーターで腰に負担がかからないようにすることが大事である．神経症状のない急性腰痛では，ベッド上で安静にすることは痛みに応じて活動性を維持するよりも疼痛と機能の面でより劣ることが確認されており，痛みの範囲内で活動性を維持することが重要である[22]．

（2）**温熱療法**：短期的には有効で，さらに運動療法と併用することで温熱療法単独と比較して疼痛軽減と機能改善を認めると報告[22]されており，試みるべき治療である．

（3）**装具療法**：腰椎コルセットは，腰痛改善には効果は認めないが機能改善には有効である[23]とされ就業継続や活動性維持には有効である．

（4）**運動療法**：疼痛改善，機能改善のどちらにおいても効果はないとする報告[24]〜[26]が多いが，段階的に活動量を増やす運動療法は通常の治療に比べて職場における腰痛による欠勤日数を減少させるとされ[27][28]，有効である．

（5）**患者教育・心理行動的アプローチ（認知行動療法）**：職場復帰の認知行動療法については，腰痛は良好な自然経過をたどるという説明の聴講，運動療法指導，作業療法，腰痛学級，腰痛体操などを行うことで6カ月後の復職率，12カ月後の休職日数の減少に効果があったと報告されている[28]．

症状が出てから時間が経つにつれてどんどん痛みが強くなる場合や熱が出てきたり横になっても痛みが取れない場合，そして何度も繰り返すような場合は，詳しい検査・定期的な治療が必要な腰痛であったり悪性腫瘍などのほかの重大な病気が隠れている場合もあるため，早めの整形外科受診が勧められる．

B. 慢性腰痛

▶▶ どんな症状か

原因のわからない，3カ月以上持続する腰痛の総称であり，症状は多彩である．

▶▶ どうして起きるのか

原因は器質的因子と心理社会因子を複合的に含むため一定していない．MRIなどの画像所見と臨床症状，ブロックなどを使用して原因を特定する方法がとられるが，診断がつかないことも多い．

▶▶ どんな人がなりやすいのか

身体的な負担の大きい労働者では腰痛の発症頻度が高いとされ[29)30)]，体幹の屈曲や回旋を伴う作業や同じ姿勢を続ける作業は腰痛の発症頻度を増加させ[29)]，休業の危険因子となる[31)]．また，心理社会的因子，運動習慣，喫煙[32)33)]の有無も腰痛に関わるとされる．

▶▶ 対処法・治療法・注意点

(1) 安静，温熱，経皮的電気神経刺激療法，牽引治療，腰椎コルセット：エビデンスの高い治療効果は認められていない．

(2) 運動療法：いくつかの報告で効果が示されている[34)35)]．

(3) 認知行動療法：心理社会的要因が腰痛に関与している[36)]とされており，その有効性が報告されている．

(4) ブロック注射：椎間関節注射[37)38)]，椎間板ブロック[39)]，L2神経根ブロック[40)]，仙骨硬膜外ブロック；いずれも下肢痛のない慢性腰痛に対して行われ，診断および疼痛軽減においてその有効性が報告されている．画像や臨床所見より疑われる場合に試してみるべき方法である．

以上，疾患ごとに有効な保存治療について述べたが，いずれも長期での有効性については十分なエビデンスがあるとは言えず，今後のより詳細な研究成果がまたれる．

〈文献〉

1) Ozaktay AC, Cavanaugh JM, Asik I, et al：Dorsal root sensitivity to interleukin-1 beta, interleukin-6 and tumor necrosis factor in rats. *Eur Spine J* 2002；**11**：467-475.
2) Anzai H, Hamba M, Onda A, et al：Epidural application of nucleus pulposus enhances nociresponses of rat dorsal horn neurons. *Spine* 2002；**27**：E50-E55.
3) Hagen KB, Jamtvedt G, Hilde G, et al：The updated cochrane review of bed rest for low back pain and sciatica. *Spine* 2005；**30**：542-546.
4) 日本整形外科学会，日本脊椎脊髄病学会（監），日本整形外科学会診療ガイドライン委員会，腰椎椎間板ヘルニア診療ガイドライン策定委員会（編）：腰椎椎間板ヘルニア診療ガイドライン 改訂第2版．南江堂，2011；pp54-55.
5) Szpalski M, Gunzburg R：Lumbar spinal stenosis in the elderly：an overview. *Eur Spine J* 2003；**12**：S170-S175.
6) Adamova B, Vohanka S, Dusek L：Differential diagnostics in patients with mild lumbar spinal stenosis：the contributions and limits of various tests. *Eur Spine J* 2003；**12**：190-196.
7) Arbit E, Pannullo S：Lumbar stenosis：a clinical review. *Clin Orthop Relat Res* 2001；**384**：137-143.
8) 日本整形外科学会，日本脊椎脊髄病学会（監），日本整形外科学会診療ガイドライン委員会，腰部脊柱管狭窄症診療ガイドライン策定委員会（編）：腰部脊柱管狭窄症診療ガイドライン2011．南江堂，2011.
9) Whitman JM, Flynn TW, Childs JD, et al：A comparison between two physical therapy treatment programs for patients with lumbar spinal stenosis：a randomized clinical trial. *Spine* 2006；**31**：2541-2549.
10) Murphy DR, Hurwitz EL, Gregory AA, et al：A non-surgical approach to the management of lumbar spinal stenosis：a prospective observational cohort study. *BMC Musculoskelet Disord* 2006；**7**：16.
11) Ng LC, Sell P：Outcomes of a prospective cohort study on peri-radicular infiltration for radicular pain in patients with lumbar disc herniation and spinal stenosis. *Eur Spine J* 2004；**13**：325-329.
12) Zennaro H, Dousset V, Viaud B, et al：Periganglionic foraminal steroid injections performed under CT control. *AJNR Am J Neuroradiol* 1998；**19**：349-352.
13) 西良浩一：スポーツ選手における腰椎分離症—病態 painful lysis and painless lysis. 脊椎脊髄ジャーナル 2011；**24**：853-859.

14) Edelson JG, Nathan H：Nerve root compression in spondylolysis and spondylolisthesis. *J Bone Joint Surg Br* 1986；**68**：596-599.
15) Sakai T, Sairyo K, Takao S, et al：Incidence of lumbar spondylolysis in the general population in Japan based on multidetector computed tomography scans from two thousand subjects. *Spine* 2009；**34**：2346-2350.
16) Iwamoto J, Abe H, Tsukimura Y, et al：Relationship between radiographic abnormalities of lumbar spine and incidence of low back pain in high school and college football players：a prospective study. *Am J Sports Med* 2004；**32**：781-786.
17) Iwamoto J, Abe H, Tsukimura Y, et al：Relationship between radiographic abnormalities of lumbar spine and incidence of low back pain in high school rugby players：a prospective study. *Scand J Med Sci Sports* 2005；**15**：163-168.
18) 大島正史, 及川久之, 根岸慎一, 他：青壮年期の腰椎分離症に対して分離部修復術を施行した3例の検討. 東日本整災会誌 2008；**20**：133-138.
19) Sakai T, Sairyo K, Mima S, et al：Significance of magnetic resonance imaging signal change in the pedicle in the management of pediatric lumbar spondylolysis. *Spine* 2010；**35**：E641-E645.
20) 酒井紀典, 西良浩一：腰椎分離症（分離すべり症）. 山下敏彦（編）：スポーツと腰痛—メカニズム＆マネジメント. 金原出版, 2011；pp69-79.
21) Deyo RA, Weinstein JN：Low back pain. *N Engl J Med* 2001；**344**：363-370.
22) 日本整形外科学会, 日本腰痛学会（監）, 日本整形外科学会診療ガイドライン委員会, 腰痛診療ガイドライン策定委員会（編）：腰痛診療ガイドライン2012, 南江堂, 2012；pp38-39, pp46-47.
23) French SD, Cameron M, Walker BF, et al：Superficial heat or cold for low back pain. *Cochrane Database Syst Rev* 2006；**25**：CD004750.
24) Hayden JA, van Tulder MW, Malmivaara AV, et al：Meta-analysis：exercise therapy for nonspecific low back pain. *Ann Intern Med* 2005；**142**：765-775.
25) Chou R, Huffman LH：American Pain Society：American College of Physicians：Nonpharmacologic therapies for acute and chronic low back pain：a review of the evidence for an American Pain Society/American College of Physicians Clinical Practice Guideline. *Ann Intern Med* 2007；**147**：492-504.
26) Philadelphia Panel：Philadelphia panel evidence-based clinical practice guidelines on selected rehabilitation interventions for low back pain. *Phys Ther* 2001；**81**：1641-1674.
27) Staal JB, Hlobil H, Twisk JW, et al：Graded activity for low back pain in occupational health care：a randomized, controlled trial. *Ann Intern Med* 2004；**140**：77-84.
28) Hlobil H, Staal JB, Twisk J, et al：The effects of a graded activity intervention for low back pain in occupational health on sick leave, functional status and pain：12-month results of a randomized controlled trial. *J Occup Rehabil* 2005；**15**：569-580.
29) Guo HR：Working hours spent on repeated activities and prevalence of back pain. *Occup Environ Med* 2002；**59**：680-688.
30) Hartvigsen J, Kyvik KO, Leboeuf-Yde C, et al：Ambiguous relation between physical workload and low back pain：a twin control study. *Occup Environ Med* 2003；**60**：109-114.
31) Hoogendoorn WE, Bongers PM, de Vet HC, et al：High physical work load and low job satisfaction increase the risk of sickness absence due to low back pain：results of a prospective cohort study. *Occup Environ Med* 2002；**59**：323-328.
32) Hestbaek L, Leboeuf-Yde C, Kyvik KO：Are lifestyle-factors in adolescence predictors for adult low back pain? a cross-sectional and prospective study of young twins. *BMC Musculoskelet Disord* 2006；**7**：27.
33) Mustard CA, Kalcevich C, Frank JW, et al：Childhood and early adult predictors of risk of incident back pain：Ontario Child Health Study 2001 follow-up. *Am J Epidemiol* 2005；**162**：779-786.
34) Shirado O, Doi T, Akai M, et al；Japan Low back-pain Exercise Therapy Study；Investigators Japanese Orthopaedic Association；Japanese Society for Musculoskeletal Rehabilitation；Japanese Clinical Orthopaedic Association：Multicenter randomized controlled trial to evaluate the effect of home-based exercise on patients with chronic low back pain：the Japan low back pain exercise therapy study. *Spine* 2010；**35**：E811-E819.
35) Weiner DK, Perera S, Rudy TE, et al：Efficacy of percutaneous electrical nerve stimulation and therapeutic exercise for older adults with chronic low back pain：a randomized controlled trial. *Pain* 2008；**140**：344-357.
36) Hartvigsen J, Frederiksen H, Christensen K：Physical and mental function and incident low back pain in seniors：a population-based two-year prospective study of 1387 Danish Twins aged 70 to 100 years. *Spine* 2006；**31**：1628-1632.
37) Pampati S, Cash KA, Manchikanti L：Accuracy of diagnostic lumbar facet joint nerve blocks：a 2-year follow-up of 152 patients diagnosed with controlled diagnostic blocks. *Pain Physician* 2009；**12**：855-866.
38) Manchikanti L, Pampati S, Cash KA：Making sense of the accuracy of diagnostic lumbar facet joint nerve blocks：an assessment of the implications of 50 % relief, 80 % relief, single block, or controlled diagnostic blocks. *Pain Physician* 2010；**13**：133-143.
39) Ohtori S, Kinoshita T, Yamashita M, et al：Results of surgery for discogenic low back pain：a randomized study using discography versus discoblock for diagnosis. *Spine* 2009；**34**：1345-1348.
40) 大鳥精司, 中村伸一郎, 高橋 弦, 他：腰痛に対する各種保存療法：L2ルートブロック. 日腰痛会誌 2006；**12**：55-60.

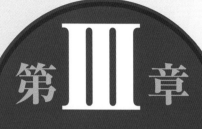

第III章 症例でみる痛み・しびれの実際

第Ⅲ章 症例でみる痛み・しびれの実際

第Ⅲ章 -1

上肢由来のしびれ

流山中央病院 整形外科　**國吉一樹**

ポイント

1. 上肢の絞扼性神経障害である手根管症候群，肘部管症候群，胸郭出口症候群に加えて神経痛性筋萎縮症について概説する．
2. 臨床像はそれぞれに特徴的であり，理学所見から診断の絞り込みは可能であるが，常に頚椎疾患との鑑別を念頭に置く必要がある．
3. 胸郭出口症候群と神経痛性筋萎縮症では確定診断可能な補助検査に乏しいため，感度・特異度の高い理学所見を踏まえたうえでの除外診断が主体となる．

1　手根管症候群（carpal tunnel syndrome；CTS）

CTSは罹患率が人口の3.8％[1]，生涯罹患率が約10％[2] と言われており，整形外科診療において最も多く遭遇する絞扼性神経障害である．

A．症　状

正中神経低位麻痺症状を呈する．すなわち，母指から環指橈側半分までのしびれ・痛みと感覚低下，および進行例では母指球筋萎縮に伴うつまみ障害が生じる（図1）．しびれ・痛みは朝方に増強し，手を振ると若干の緩和が得られる（flick sign）のは特徴的なエピソードである．時に患者は小指を含めた全指がしびれると表現することもあれば，前腕，上腕，肩関節部に及ぶ上肢全体が痛いと表現することもある．その

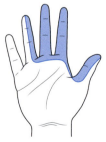

図1　手根管症候群におけるしびれの範囲
示・中指を中心に出現する．

際に神経支配に合致しない症状を不定愁訴として片づけ，CTSの可能性さえ否定してしまうのは危険である．詳細な理学所見の採取により診断は可能であり，実際に術後に「神経支配に合致しない」症状が速やかに消失することをしばしば経験する．

B. 病態

手根管内腔の減少もしくは手根管内容量の増加による手根管内圧の上昇に伴い，正中神経が絞扼されて発症する．前者の病態としては橈骨遠位端骨折変形治癒に代表される骨形態の変化によるものがあり，後者の病態としては腱周囲滑膜（subsynovial connective tissue；SSCT）[3]の増生（図2）によるものがある．CTSの病態として最多であり，閉経期女性によくみられる特発性CTSはこのSSCTの増生によるものである．さらに過度の手関節運動がリスクファクターとなる[4]．

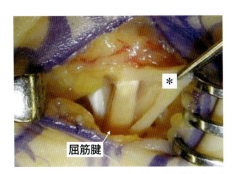

図2 SSCT（滑膜下結合組織）（*）
手根管内で屈筋腱を包み込み，腱の潤滑な走行に寄与している．

C. 診断

理学所見として手関節部における正中神経のTinel徴候，手根管内圧上昇肢位における症状再現性をみるPhalenテスト，逆Phalenテスト，正中神経圧迫テストを確認する．感覚障害の確認に2点識別覚とSemmes-Weinstein monofilamentテストを行うが，特に環指の橈尺側で感覚障害の有無が分かれるring finger splittingが重要である．運動障害は母指球筋（短母指外転筋，母指対立筋）の萎縮および猿手変形の有無と握力・ピンチ力の健患差で確認する．以上の理学所見は実際にはすべてが陽性とは限らず，時には大半が陰性となることもある．したがって，神経伝導速度検査や画像検査などの客観的評価が不可欠である．神経伝導速度検査では，短母指外転筋と第2虫様筋の運動神経遠位潜時（図3）と示指皮膚で導出する感覚神経遠位潜時（図4）を当科ではルーチンに行っている．

運動神経遠位潜時では4.5 msec＜を，健患差を加味して診断の目安としており，図3の症例では左で短母指外転筋，第2虫様筋ともに有意に潜時が延長しているのがわかる．画像検査では，占拠性病変の有無と正中神経の形態変化が確認可能である．特に超音波では，手根管症候群患者で偽神経腫を反映した正中神経横断面積（cross sectional area，以下CSA）の拡大が観察できると同時に定量化できる（図5）．CSAと電気生理学的な重症度が相関し[5]，よってCSAのカットオフ値を設けることにより手根管症候群の診断が可能である[6]．実際にこのカットオフ値は概ね10 mm^{2}程度である．電気生理検査陰性であった場合でも神経腫大を捉えられることもあり，画像検査によってのみ，神経絞扼の間接的証拠が得られる場合には特に有用

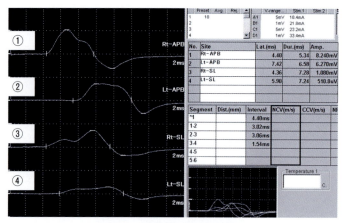

図3 運動神経遠位潜時
①右短母指外転筋(4.40 msec) ②左短母指外転筋(7.42 msec) ③右第2虫様筋(4.36 msec) ④左第2虫様筋(5.90 msec)

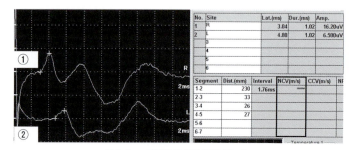

図4 感覚神経遠位潜時
①右示指(3.40 msec) ②左示指(4.80 msec)

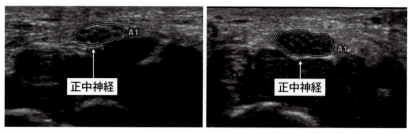

右 9 mm² 　　　　左 13 mm²
図5 正中神経超音波短軸像(手関節部)
横断面積は患側の左で 13 mm² と，健側の右の 9 mm² に対して著明に増大している．

である．

D．治　療

保存療法として軽〜中等症例では，まず装具療法(図6)を行う．手関節部の安静を保つことによって手根管内圧の低下が期待できる．装具療法による改善が乏しい場合は手根管内ステロイド注射を行う．当科ではトリアムシノロンアセトニド(ケナコ

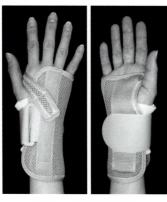

図6　手関節装具

ルト®）4 mg と 1％リドカイン 5 m*l* を注入している．

多くの場合，短期的には著効するが経過とともに効果は減弱する[7]．このため患者の希望に基づき注射を繰り返すことも多いが，屈筋腱皮下断裂のリスクがあるため注意を要する．上限について明確な基準はないが，筆者は間隔を2カ月以上あけて計5回までとしている．

手術療法は保存療法に比し治療効果はより確実であり，保存療法で満足な改善が得られない場合に選択される．手術適応については明確な基準はなく，患者の希望に基づき手根管開放術を行う．直視下もしくは鏡視下に屈筋支帯を切離する．

2 肘部管症候群（cubital tunnel syndrome；CubTS）

CubTS は肘部管部における尺骨神経障害であり，上肢の絞扼性神経障害では手根管症候群に次いで多い．その罹患率は手根管症候群の 67％に上る[8]．

A．症　状

尺骨神経高位麻痺を呈する．すなわち，小指掌背側および環指尺側半分のしびれと感覚低下および尺側手根屈筋，小指深指屈筋，手内筋筋力低下が生じる．また肘内側部や環小指の痛みを訴えることも少なくない．

B．病　態

肘部管部，すなわち滑車上肘靱帯に弓状靱帯（尺側手根屈筋の2頭間に張る筋膜）が連なる部分は，尺骨神経の走行の中でも生理的に絞扼を受けやすい場所であり，さらに肘屈曲・伸展運動に伴う動的因子が加わって発症する．肘屈曲・伸展を激しく行うスポーツや肘を酷使する労働は発症のリスクファクターになる．また小児期の骨折に起因する変形（外反肘もしくは内反肘），変形性肘関節症，ガングリオンなどの腫瘍性病変，尺骨神経脱臼に合併する例も多い．

C．診　断

理学所見として肘部管部における尺骨神経の Tinel 徴候，肘部管内圧上昇による症状再現性をみる肘屈曲テストを確認する（図7）．感覚障害の確認に2点識別覚とSemmes-Weinstein monofilament テストを行う．特に環指の橈尺側で感覚障害の有無が分かれる ring finger splitting は，CTS と同様に重要である（図8）．運動障害は尺側手根屈筋，小指深指屈筋，手内筋の萎縮の有無と握力・ピンチ力の健患差を

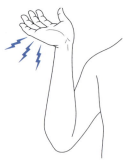

図7 肘屈曲テスト

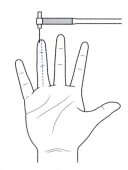

図8 ring finger splitting

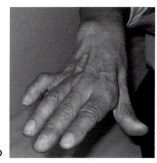

鷲手変形

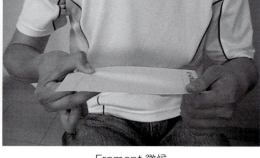

Froment 徴候

図9 肘部管症候群にみられる手指変形
a：骨間筋萎縮が著明で環小指の完全伸展が不能である．
b：母示指で紙をつまんで引っぱったときに，低下した母指内転筋力を長母指屈筋（正中神経支配）で代償するために母指IP関節が屈曲する現象．この症例の患側は右となる．

確認する．また鷲手変形の有無とFroment徴候もチェックする（図9）．神経伝導速度検査では肘部管部での運動神経伝導速度の低下を確認する（図10）．画像検査ではまずX線検査で変形，関節症の有無を確認した後，超音波で偽神経腫を反映した尺骨神経CSAの拡大を観察すると同時に定量化する（図11）．CTSと同様にCSAと電気生理学的な重症度が相関するため，カットオフ値を設けることにより肘部管症候群の診断が可能である[9]．カットオフ値は軽症，中等症，重症の順に9，15，20 mm^{2}程度である[9]．

D．治　療

保存療法としては，軽症例に対して夜間伸展位固定が有効である[10]．固定以外にもリハビリによる神経滑走や症状誘発肢位の回避のみでも有効である[11]．保存療法により症状の改善が得られない場合は，手内筋萎縮が進行する前に速やかに手術治療を行う．術式として単純除圧術，内上顆切除術，前方移所術に大別できるがメタアナリシスによると成績はほぼ同等である[12) 13)]．

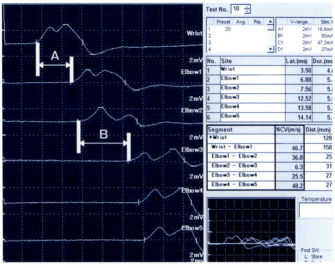

図10　運動神経伝導速度検査
A：前腕遠位部：46.7 m/s　B：肘部管部：6.3 m/s
運動神経伝導速度（MCV）は肘部管部で著明に低下．

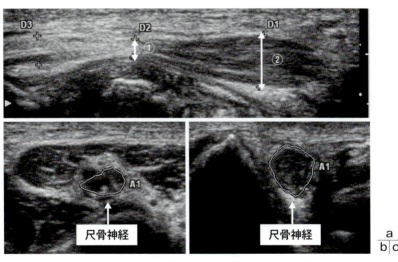

図11　尺骨神経超音波像（肘部管部）
a：長軸像：①最菲薄部，②最腫大部
b：a-①部における短軸像，CSA 8 mm²
c：a-②部における短軸像，CSA 18 mm²
bが最狭窄部位で，cはその近位に形成される偽神経腫部に相当する．

3　胸郭出口症候群（thoracic outlet syndrome；TOS）

　TOSは胸郭出口部における腕神経叢の絞扼性神経障害である．その正確な罹患率は不明であるが，毎年少なくとも10万人中10人に発症すると推定されている[14]．

しかし，胸郭出口部の解剖で左右ともに正常であるのは10%に過ぎず[15]，ある施設では上肢症状をきたす神経障害のうち胸郭出口症候群が最多の30%を占め，手根管症候群の2倍以上に認めており[16]，潜在的な患者数はかなりの数に上ると推測される．20～30歳代に多く，女性が男性の3.5～4倍多い[17]．若いなで肩の女性に発生しやすい．

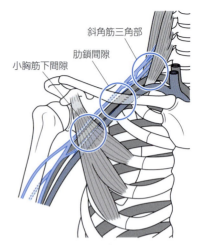

図12　胸郭出口部

A. 症　状

上肢の痛み・しびれ・冷感，肩こり，項頚背部痛，前胸部痛，自律神経症状として悪心嘔吐，めまい，全身倦怠など極めて多彩である．上肢の症状出現部位も尺側もしくは橈側の手指1～5本から前腕もしくは上腕，上肢全体に至るまで多彩である．安静時痛に加え，上肢挙上位での症状増悪が特徴的である．電車やバスのつり革に痛くてつかまれない，高い棚からの物の出し入れができない，洗濯物は痛くて干せないなどといった訴えを耳にすることが多い．

B. 病　態

胸郭出口部，すなわち①斜角筋三角部，②肋鎖間隙，③小胸筋下間隙における腕神経叢や鎖骨下動静脈の圧迫もしくは牽引により発生する(図12)．これらの間隙では腕神経叢と鎖骨下動静脈が通過するため，生理的に神経血管束の圧迫が静的もしくは動的に生じやすい．さらに頚肋や第一肋骨奇形などの骨性因子，異常索状物や斜角筋の線維化などの軟部組織因子による形態異常も加わり発症する．

C. 分　類

Wilbourn[18]が提唱した，病態に基づく分類が広く受け入れられている．（　）内の数字などは発生頻度である．

Vascular：Arterial（1～2%），Venous（2～3%）

Neurogenic：True（rare），Disputed（most common）

Combined（Neurovascular）：Traumatic, Disputed

D. 診　断

理学所見として，Morleyテスト（斜角筋三角部を圧迫して圧痛，放散痛の有無をみる），Adsonテスト（頭部を患側に回旋させて最大吸気時に橈骨動脈の拍動が減弱もしくは消失したものが陽性），Wrightテスト（両肩を外転・外旋して橈骨動脈の拍動の減弱・消失の有無および疼痛再現性をみる），Halsteadテスト（胸を張って両肩

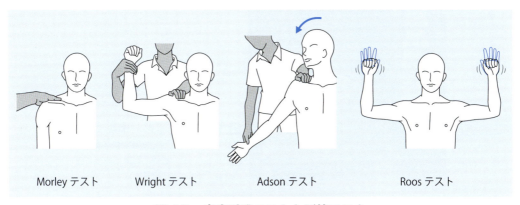

Morley テスト　Wright テスト　Adson テスト　Roos テスト

図13　疼痛誘発テストと脈管テスト

を後方に引いた状態でみる），Roos テスト（両肩外転・外旋位，両肘屈曲位で手指の屈曲伸展運動を3分間行い，脱力・疼痛により継続不能となれば陽性）を確認する（図13）．

脈管テストは Wright テストを含め健常でも陽性例が多く，結果の解釈に注意を要する．Morley，Roos テストでは感度・特異度は比較的高いとされる．さらに手指の感覚検査および徒手筋力検査を行い，握力・ピンチ力の健患差を把握する．

画像検査では，まず単純 X 線で頚肋の有無，第7頚椎横突起や第1肋骨・鎖骨の形状を確認する．続いて腕神経叢造影および造影後 CT で神経血管束の菲薄化や，症状再現肢位での狭窄像・欠損像を確認する（図14）．血管造影では症状再現肢位での鎖骨下動静脈の圧迫像を確認する（図15）．

電気生理学的検査は内側前腕皮神経の知覚神経活動電位の振幅低下（図16）や体性感覚誘発電位で症状再現肢位での振幅低下などが検出できる可能性がある[19]．またほかの絞扼性神経障害との鑑別に有用である．

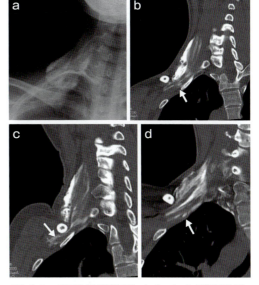

図14　腕神経叢造影（a）および造影後 CT（b～d）

a：十分量の造影剤注入にもかかわらず，造影剤の貯留は鎖骨上部で停止している．
b：術前の上肢下垂位における肋鎖間隙（→）．
c：術前の上肢挙上位，下垂位と比べて肋鎖間隙の狭小化が明らかである．
d：第1肋骨切除後の上肢挙上位，肋鎖間隙の狭小化は消失している．

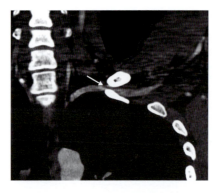

図 15 血管造影（造影 CT）
鎖骨下動脈通過部位で肋鎖間隙は著明に狭小化し（→），鎖骨下動脈は高度に圧迫されている（左上肢挙上位）．

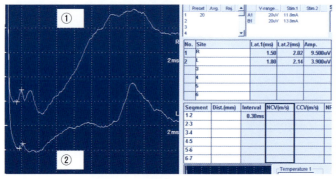

図 16 電気生理学的検査
内側前腕皮神経の誘発電位；①健側：振幅 9.5μV ②患側：振幅 3.9μV，健側の 41％に低下．

E. 治　療

保存療法としては生活指導（不良肢位の改善と不安除去），運動療法（肩甲帯挙上筋の強化），薬物療法（NSAIDs，ノイロトロピン®，リリカ®，クロナゼパム，カルバマゼピン，ガバペンチンなど），斜角筋間ブロックなどの保存療法を 3～6 カ月間行う．一定期間の保存療法が奏功しない場合に手術療法を考慮する．斜角筋切除術，第一肋骨切除術，小胸筋切離術，頸肋および索状物の切除術などを症例に応じて組み合わせて行う．術式により鎖骨上進入もしくは腋窩進入が選択される．

4　神経痛性筋萎縮症（neuralgic amyotrophy；NA）

NA は Dreschfeld[20] が 1887 年に初めて記述し，Parsonage ら[21] が 1948 年に臨床症状を詳述した疾患である．このため Parsonage-Turner syndrome とも称される．すべての年代に発症，女性よりも男性に多く発生し，右上肢に左上肢の 2 倍多く発生する[22]．従来，年間 10 万人中 2 人に発生すると考えられていた[23] が 1 千人中 1 人に発生する[24] とも言われている．

A. 症状

　90％で疼痛が初発症状となる．多くは夜間の片側上肢の激痛で発症，数時間から数日でピークとなり1～7日で麻痺が発生，筋萎縮は2～6週で現れる．棘下筋，前鋸筋，棘上筋，上腕二頭筋，菱形筋，円回内筋の順に筋萎縮が好発する．支配神経としてはC8，T1神経根よりもC5-7神経根に，下神経幹よりも上・中神経幹に多く発生する．

　遠位筋に麻痺を生じる前・後骨間神経麻痺は，NAの亜型として遠位型NAに分類される．運動障害のほうが目立つために運動神経単独障害と認識されていることがあるが，66～78％に感覚障害が発生している．内側もしくは外側前腕皮神経に発生することもある．麻痺は6カ月～3年の間に75％で良好もしくは完全に回復する．症状の再発により成績は悪化し，軸索障害の程度が強いほど回復に時間がかかり，成績も不良である[25]．

B. 病態

　NAの病態は依然として不明であるが，ギラン・バレー症候群のような自己免疫疾患の可能性が示唆され，ウイルスもしくは細菌感染，ワクチン接種，手術，出産が契機となる．ウイルスの神経に対する直接作用である可能性も指摘されている[25]．

C. 診断

　NAは特徴的な臨床経過によってのみ診断される．非典型例では除外診断となる．筋電図検査はNAを疑ったときにまず行うべき検査であり，神経原性変化の有無を確定できるが，あくまでも補助診断に過ぎない[25]．

D. 治療

　発症後1カ月以内の疼痛期であれば，2週間のコルチコステロイド投与が疼痛期間を減少させ，1年後の回復を促進すると言われている．投与量はプレドニゾロン60 mg／日を最初の1週間投与し，その後毎日10 mgずつ漸減，10 mgになった後は5 mg投与して終了する[26]．前骨間神経麻痺，後骨間神経麻痺については肉眼上神経のくびれが高率に存在することが知られており，神経束間剥離術の成績は前骨間神経麻痺では概ね良好で，後骨間神経麻痺でも若年発症（50歳＞）で罹病期間が短い（7カ月＞）例では良好である[27)28]．

5　頚椎疾患との鑑別について

　特にCTS患者の中には前医で頚椎症と診断され，長期間牽引療法を施行されてから来院するために治療の開始が大幅に遅れることが少なくない．CTSおよびCubTS患者では年齢の関係もあり頚椎単純X線で脊椎症性変化を認めることも多く，頚椎症との鑑別を常に念頭に置く必要がある．

　CTS，CubTSともに局所の理学所見，

すなわちTinel徴候,ring finger splitting,正中神経もしくは尺骨神経領域に限定した筋力低下を明確に認めるならば,頚椎病変の関与の可能性は低いと考えてよく,神経伝導速度検査で速度低下や超音波検査で神経腫大が証明されれば確定診断が得られる.これらが陰性で頚部痛やJacksonテスト,Spurlingテスト陽性の場合は頚椎疾患が関与している可能性が高い.

また感覚障害について,CTSと重複しうるのはC6もしくはC7神経根障害で,CubTSと重複しうるのはC8神経根障害である.C6神経根障害では母示指,C7神経根障害では中指,C8神経根障害では環小指を中心とした感覚障害をきたすが,いずれも手背優位であることが多くring finger splittingを呈することは稀である.

運動障害についてはC6もしくはC7神経根障害では,C8,T1神経根支配である母指対立機能の障害や短母指外転筋の萎縮はみられない.またC8神経根障害では尺骨神経支配手内筋のみならず,母指対立機能の障害や短母指外転筋の萎縮を合併する.以上の観点からCTS,CubTSと頚椎疾患を鑑別する.

一方,TOSでは若年者が多く画像的に頚椎病変を認めることは少ないし,NAでは経過が極めて特徴的なので鑑別は比較的容易であると言える.しかしNAでも疼痛を伴わず,頚椎症を認める場合には鑑別は困難である.NAでは単神経障害もしくは多発単神経障害を呈するのに対して,頚椎症性筋萎縮症では髄節性障害を呈することが多く,罹患筋の分布が鑑別の目安となる.

〈文献〉

1) Atroshi I, Gummesson C, Johnsson R, et al:Prevalence of carpal tunnel syndrome in a general population. *JAMA* 1999;**282**:153–158.
2) Stevens JC, Sun S, Beard CM, et al:Carpal tunnel syndrome in Rochester, Minnesota, 1961 to 1980. *Neurology* 1988;**38**:134–138.
3) Ettema AM, Amadio PC, Zhao C, et al:A histological and immunohistochemical study of the subsynovial connective tissue in idiopathic carpal tunnel syndrome. *J Bone Joint Surg Am* 2004;**86-A**:1458–1466.
4) Szabo RM:Carpal tunnel syndrome as a repetitive motion disorder. *Clin Orthop Relat Res* 1998;**351**:78–89.
5) Mhoon JT, Juel VC, Hobson-Webb LD:Median nerve ultrasound as a screening tool in carpal tunnel syndrome:correlation of cross-sectional area measures with electrodiagnostic abnormality. *Muscle Nerve* 2012;**46**:871–878.
6) Sarraf P, Malek M, Ghajarzadeh M, et al:The best cutoff point for median nerve cross sectional area at the level of carpal tunnel inlet. *Acta Med Iran* 2014;**52**:613–618.
7) Blazar PE, Floyd WE 4th, Han CH, et al:Prognostic indicators for recurrent symptoms after a single corticosteroid injection for carpal tunnel syndrome. *J Bone Joint Surg Am* 2015;**97**:1563–1570.
8) An TW, Evanoff BA, Boyer MI, et al:The prevalence of cubital tunnel syndrome:A Cross-Sectional Study in a U.S. Metropolitan Cohort. *J Bone Joint Surg Am* 2017;**99**:408–416.
9) Volpe A, Rossato G, Bottanelli M, et al:Ultrasound evaluation of ulnar neuropathy at the elbow:correlation with electrophysiological studies. *Rheumatology (Oxford)* 2009;**48**:1098–1101.
10) Dellon AL:Review of treatment results for ulnar nerve entrapment at the elbow. *J Hand Surg Am* 1989;**14**:688–700.
11) Svernlöv B, Larsson M, Rehn K, et al:Conservative treatment of the cubital tunnel syndrome. *J Hand Surg Eur Vol* 2009;**34**:201–207.
12) Mowlavi A, Andrews K, Lille S, et al:The management of cubital tunnel syndrome:a meta-analysis of clinical studies. *Plast Reconstr Surg* 2000;**106**:327–334.
13) Chen HW, Ou S, Liu GD, et al:Clinical efficacy of simple decompression versus anterior transposition of the ulnar nerve for the treatment of cubital tunnel syndrome:a meta-analysis. *Clin Neurol Neurosurg* 2014;**126**:150–155.
14) Edwards DP, Mulkern E, Raja AN, et al:Trans-axillary first rib excision for thoracic outlet syndrome. *J R Coll Surg Edinb* 1999;**44**:362–365.

15) Juvonen T, Satta J, Laitala P, et al：Anomalies at the thoracic outlet are frequent in the general population. *Am J Surg* 1995；**170**：33-37.
16) 菅原正登，尾鷲和也，尾山かおり，他：胸郭出口症候群の検討―頻度，症候，治療成績について．臨整外 2006；**41**：637-644.
17) Meyer R, Jones KJ：Thoracic Outlet Compression Syndrome. *In*：Wolfe SW（ed）：Green's Operative Hand Surgery 6th Philadelphia, Elsevier, Churchill Livingstone, 2011：pp1015-1034.
18) Wilbourn AJ：Thoracic outlet syndromes. *Neurol Clin* 1999；**17**：477-497.
19) Seror P：Medial antebrachial cutaneous nerve conduction study, a new tool to demonstrate mild lower brachial plexus lesions. A report of 16 cases. *Clin Neurophysiol* 2004；**115**：2316-2322.
20) Dreschfeld J：On some of the rarer forms of muscular atrophy. *Brain* 1887；**9**：187-189.
21) Parsonage MJ, Turner JW：Neuralgic amyotrophy：the shoulder- girdle syndrome. *Lancet* 1948；**1**：973-978.
22) van Alfen N, van Engelen BG：The clinical spectrum of neuralgic amyotrophy in 246 cases. *Brain* 2006；**129**：438-450.
23) Beghi E, Kurland LT, Mulder DW, et al：Brachial plexus neuropathy in the population of Rochester, Minnesota, 1970-1981. *Ann Neurol* 1985；**18**：320-323.
24) van Alfen N, van Eijk JJ, Ennik T, et al：Incidence of neuralgic amyotrophy（Parsonage Turner syndrome）in a primary care setting：a prospective cohort study. *PloS One* 2015；**10**：e0128361.
25) Seror P：Neuralgic amyotrophy：an update. *Joint Bone Spine* 2017；**84**：153-158.
26) van Eijk JJ, van Alfen N, Berrevoets M, et al：Evaluation of prednisolone treatment in the acute phase of neuralgic amyotrophy：an observational study. *J Neurol Neurosurg Psychiatry* 2009；**80**：1120-1124.
27) Ochi K, Horiuchi Y, Tazaki K, et al：Surgical treatment of spontancous posterior interosseous nerve palsy：a retrospective study of 50 cases. *J Bone Joint Surg Br* 2011；**93**：217-222.
28) Ochi K, Horiuchi Y, Tazaki K, et al：Surgical treatment of spontaneous anterior interosseous nerve palsy：a comparison between minimal incision surgery and wide incision surgery. *J Plast Surg Hand Surg* 2013；**47**：213-218.

第Ⅲ章 症例でみる痛み・しびれの実際

第Ⅲ章-2

頸椎疾患によるしびれ

筑波大学医学医療系 整形外科 **國府田正雄**

ポイント

1. 頸椎症性神経根症・脊髄症はともにしびれの原因になりうる.
2. しびれの部位により、ある程度の高位診断が可能.
3. 原因に応じて治療方針を検討する必要がある.

1 はじめに

われわれ医師の感覚では，しびれとは「ぴりぴり・びりびり」といったような「異常感覚」を想像することが多いだろうが，問診上「しびれ」を訴える患者のかなりの割合で「感覚鈍麻または脱失」が含まれていることを日常経験する．本稿では「しびれ」は不快感を伴う異常感覚として扱う．なぜならば，感覚鈍麻・脱失は運動麻痺と同様の「麻痺」の一種であり，神経学的高位・横位診断には有用だが，単独では日常生活動作の支障にはなりにくく，これだけで治療の対象とすることは一般に少ないと思われるからである．

2 発症機序

頸椎症性神経根症（以下，神経根症）では，ルシュカ関節の骨棘や椎間板の膨隆・ヘルニア，また椎間関節の変性に伴う骨棘などにより椎間孔の狭窄が生じ神経根が圧迫されて発症する．痛み・しびれは後根が圧迫され変性することで生じる．神経根症では障害神経根のデルマトームに沿った根性しびれ・疼痛のみならず，しばしば肩甲骨部痛や頻度は低いが，前胸部痛など筋肉痛様の痛みや重だるいような深部の痛みをきたすことがある．これは「前根痛」または「筋節痛」と言われており，前根の障害

により支配筋に局所的緊張が生じ，筋内の感覚神経を通じて筋肉痛様の深部痛が生じるとされる．古くから知られるcervical anginaもこの機序による前胸部の痛みで，時に狭心症などと鑑別を要する[1]．

頚椎症性脊髄症（以下，脊髄症）は骨棘・ヘルニア・靭帯骨化そのほかの原因による脊髄の静的圧迫のみならず，頚椎運動に伴う動的因子が加わり脊髄が障害されて発症する．動的因子としては後屈時の椎体後方すべりによる椎体下縁と下位椎弓上縁の間でのいわゆるdynamic canal stenosisによる圧迫や，後屈時の椎間板・黄色靭帯の膨隆により脊髄が挟み込まれるpincers mechanismなどが代表的な発症要因となる[2]（後述の症例1参照）．脊髄症由来のしびれは，後角の圧迫による髄節性のものと後索の楔状束病変に起因する長索路症状があるとされる[3]．純粋な脊髄症では通常痛みはきたさないが，神経根症の併存する例では痛みも生じる．

3 診 断

A. しびれ・痛みの問診・理学所見による診断

動作・姿勢によるしびれ・痛みの変動・増悪があることは，頚椎疾患由来の症状であることを強く示唆する所見であり問診上重要である．この所見はとりもなおさず，外固定が治療上重要であることの裏返しである．典型的には神経根症においてはSpurlingテスト（頚椎を後屈しつつ患側に側屈）やMizunoテスト（両上肢を側方に水平まで挙上させた状態でSpurling手技を行う）などの誘発テストが陽性となる．ただし，しびれ・痛みが極めて強い症例では誘発テストを施行できないことも珍しくない．このような症例では，逃避性に誘発テストと反対の肢位（すなわち頚椎を前屈・健側へ側屈）を取っていることも特徴的であり，snapshot diagnosisが可能なこともある．

脊髄症でも頚椎後屈またはSpurling手技によりしびれの増悪が誘発できることが少なくない．この場合，無理な誘発テストは症状悪化の可能性もあるため要注意であり，誘発肢位はあくまでも患者本人にやってもらう・症状が出たらすぐ中止する（一瞬でも症状の再現性が確認できれば十分意義はある）ことが肝心である．

B. しびれの部位による高位診断（図1）

神経根症では，痛み・しびれは障害神経根の支配するデルマトームに沿って認められる．例えばC5/6レベルの圧迫病変によるC6神経根障害では前腕橈側から母指にかけてのしびれ・痛み，C6/7病変によるC7神経根障害では上腕背側を通り中指を中心とする手背にひびくしびれ・痛みが典型的である．神経根症では，他覚的感覚障害は認めないことも多いので，しびれ・痛みの部位を障害高位決定の参考にする[4]．

脊髄症では，しびれの部位により病変高

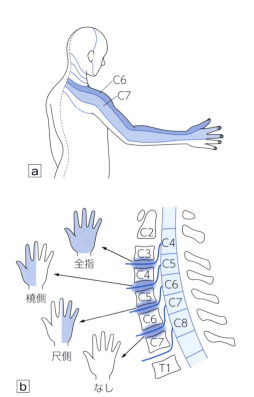

図1 しびれ・痛みの部位による高位診断
a：神経根症のしびれ・痛み
b：脊髄症のしびれ

位を推定できることも多い．田中ら[5]の1椎間に限局した頚椎椎間板ヘルニア手術例の神経症状の検討によれば，全指にわたるしびれはC3/4またはC4/5病変に，橈側手指のしびれはC4/5病変に，そして尺側手指のしびれはC5/6病変について特異度が高かった．平林ら[6]によればC3/4病変では約2/3の症例で全指に，C4/5病変では約半数の症例に橈側手指に，C5/6病変では半数の症例で尺側手指にそれぞれしびれを認め，C6/7病変では手指しびれは認めなかったと報告している．ここで注意すべきは，C6/7レベルの脊髄症では手指の症状をほとんど訴えず下肢症状のみの例もあることで，胸髄症や腰椎疾患との鑑別が初期には困難なこともある．

C．鑑別診断

末梢神経障害（手根管症候群・肘部管症候群）は，症状だけでは頚椎疾患とは区別がつきにくいこともあり注意が必要である．しびれの範囲および前述の頚椎疾患由来のしびれ・痛みの誘発テスト，および末梢神経障害のしびれ・痛み誘発テスト（手根管症候群では手関節掌屈強制でしびれの悪化をみるPhalenテスト，肘部管症候群では肘屈曲でしびれの悪化をみるElbow flexionテストなど）が鑑別に役立つ．また手根管症候群では，しびれおよび他覚的感覚障害が，環指では橈側のみに認められるいわゆるring finger splittingが非常に特徴的であり，頚椎疾患との鑑別に有用な所見である．

胸郭出口症候群は特に若年〜中年女性では頻度が高く，頚椎疾患との鑑別を要する．胸郭出口症候群の誘発テストとしては鎖骨上窩の圧迫にて上肢などへの放散痛の有無をみるMorleyテストや両上肢を水平挙上・肘90°屈曲で数十秒間グーパーしてもらい，上肢症状の再現をみるRoosテストなどがある．頚椎疾患の誘発テスト（Spurling testやMizuno test）が陰性であることも確認する．画像上は，単純X線頚椎側面像で頚椎が長くみえる，すなわち上位胸椎までみえるような場合，胸郭出口症候群を強く疑う．

上肢のしびれ・痛みをきたし頚椎疾患との鑑別が必要な疾患のうち，絶対に見落としてはならないのがPancoast腫瘍である（後述の症例2参照）．腫瘍の直接浸潤による腕神経叢の障害が痛み・しびれの原因

なので，肢位に無関係な強い痛みの場合は疑うべきである．とは言っても実際上診察所見だけでは鑑別困難であり，単純X線頚椎正面像における肺尖部に注意して読影する習慣をつけるのがよいだろう．施設によっては，単純X線頚椎正面像の撮影範囲が十分尾側まで含まれていないこともあるので，可能なら肺尖部がしっかりカバーできるよう撮影範囲を設定すべきである．

4 治　療

A. 神経根症

多くの症例が外固定・薬物療法などの保存療法によく反応する．例外的に筋力低下があれば早期に手術をすべきである．プレガバリンやトラマドールなど神経障害性疼痛治療薬を中心とした薬物療法を併用する．NSAIDsが有効な例もあるが，痛み・しびれの発症機序からすると神経障害性疼痛の要素が多いので，神経障害性疼痛に対する治療アルゴリズムを参考にする．

外固定は固定の肢位が重要で，問診・診察で明らかになった痛み・しびれの誘発肢位を避けて固定する．一般的には頚椎後屈で痛み・しびれが増悪し頚椎軽度屈曲で軽減することが多いので，カラーのサイズ特に顎当て部分の高さが大きすぎないよう注意する．枕を高めに変更する・PC操作をする際は椅子を若干低めに設定してのぞき込む姿勢を取らずにすむようにするなど，しびれ・痛みの誘発肢位を避けるための日常生活指導，頚椎カラーなどを用いた外固定および間欠牽引療法は肢位に注意しつつ行えば有効なことが多い．

外固定・薬物療法に反応が乏しい例ではブロック療法も考慮する．具体的には硬膜外ブロックおよび神経根ブロックが適応になる．神経根ブロックは最近ではエコー下ブロックの手技が普及しつつあり，透視下に行っていた以前と比べると比較的手軽に行えるようになってきた[7]．

手術法としては，前方除圧固定術または後方からの椎間孔開放術のいずれかが通常行われている．過去の報告では成績に著明な差はなく，それぞれの術者がおのおので術式を選択している．前方除圧固定術の術後隣接椎間障害など固定の欠点を補うため，2017年にわが国でも人工椎間板置換術が承認されたことで神経根症に対する手術療法の選択肢が増えた．

B. 脊髄症

脊髄症でも，しびれのみで機能障害を欠く症例では手術を勧めることは一般的ではなく，外固定および薬物療法で対処することになる．機能障害があれば手術を考慮する．術式は病態・アライメントなどの要素を勘案して決定するが，完全なコンセンサスはなく，施設ごとに適応を決めているのが現状である．しびれは遺残しやすいことが多く報告されており[8]，術後のしびれ遺残が患者の不満につながることは日常よく経験する．こういった症例では患者と相談のうえ，薬物療法を術後にも行うことも必

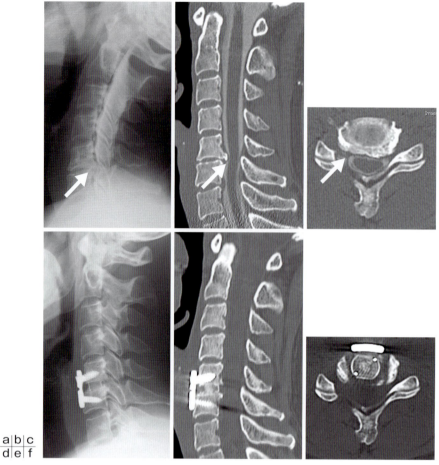

症例 1 頚椎症性神経根症と脊髄症を合併した症例

a	b	c
d	e	f

要となりうる．

▶▶ **症例 1：40 歳代女性**

C5/6 病変による radiculo-myelopathy（神経根症と脊髄症の合併例）．Spurling test では右前腕橈側から母指にかけてしびれが誘発された．3-5 指先端に常にしびれがある．右手の筋力低下・巧緻運動障害および前胸部以下の体幹に痛覚鈍麻および下肢深部腱反射亢進も認め，radiculo-myelopathy を呈していた．ミエログラムでは頚椎後屈にて C5 椎体の後方ぞりを認め，C5 椎体後下縁の骨棘と C6 椎弓上縁との間で狭窄が生じ脊髄が圧迫されていた（症例 1-a，b，矢印，dynamic canal stenosis）．ミエロ CT では右 C6 根のう欠損（症例 1-c，矢印）が認められた．C5/6 前方除圧固定術を施行し，右前腕〜母指の放散痛・しびれは消失し右手筋力も中等度改善したが，3-5 指先端のしびれは残存した（症例 1-d〜f）．

▶▶ **例 2：50 歳代男性**

Pancoast 腫瘍．数カ月続く右上肢痛．姿勢・動作による症状変動なく夜間痛も認めた．麻痺はなかった．単純 X 線頚椎正面像では右肺尖部の透過性低下を認めた（症例 2-a，矢印）．CT では肺尖部腫瘍（症

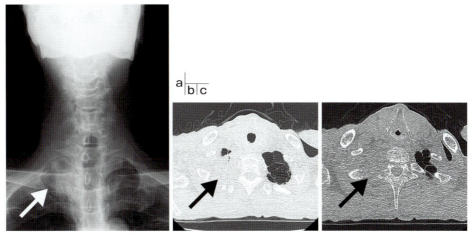

症例2　Pancoast腫瘍による上肢痛症例

例2-b，矢印）および骨破壊像が明らかで（症例2-c，矢印），Pancoast腫瘍の診断にて呼吸器科コンサルテーションしたところ，肺がんの診断となり化学療法が開始された．

〈文　献〉

1) Frykholm HJ, Hyde J, Norlen G, et al：On pain sensations produced by stimulation of ventral roots in man. *Acta Physiol Scand*　1953；**29**：455-469.
2) 日本整形外科学会，日本脊椎脊髄病学会（監）：頚椎症性脊髄症診療ガイドライン2015 改訂第2版．南江堂，2015；p18.
3) 亀山　隆，星地亜都司，園生雅弘，他：圧迫性脊髄症における手指のしびれ（自覚的感覚異常）の責任病巣はどこか？　日常の臨床的観察からの考察．脊椎脊髄　2012；**25**：971-980.
4) Yoss RE, Corbin KB, McCarty CS, et al：Significance of symptoms and signs in localization of involved root in cervical disc protrusion. *Neurology*　1957；**7**：673-683.
5) 田中靖久，国分正一：頚部神経根症と頚部脊髄症の症候による診断．越智隆弘，菊地臣一（編）：NEW MOOK　整形外科 No6　頚椎症．金原出版，1999；pp30-38.
6) 平林　洌，里見和彦，若野紘一：単一椎間固定例から見た頚部脊椎症の神経症状—とくに頚髄症の高位診断について．臨整外　1984；**19**：409-415.
7) Jee H, Lee JH, Kim J, et al：Ultrasound-guided selective nerve root block versus fluoroscopy-guided transforaminal block for the treatment of radicular pain in the lower cervical spine：a randomized, blinded, controlled study. *Skeletal Radiol*　2013；**42**：69-78.
8) 大谷晃司，菊地臣一，紺野愼一：圧迫性脊椎脊髄疾患や四肢切断術後の遺残性しびれの治療．臨整外　2010；**45**：689-693.

第Ⅲ章 症例でみる痛み・しびれの実際

第Ⅲ章-3

特殊な脊椎脊髄疾患による しびれ

千葉大学医学部附属病院 整形外科　古矢丈雄

ポイント

1. 脊髄損傷，脊髄腫瘍，脊髄空洞症および癒着性くも膜炎による痛みやしびれは，手術や自然経過により改善する例もあるが，難治例・遷延例も多く存在する．
2. メコバラミンやプレガバリンに加え，抗不安薬，抗てんかん薬，抗うつ薬などの向精神薬が有効なことがある．
3. こまめな診察と薬剤のコントロールにより難治例，遷延例においても一定の症状改善効果が期待できる．

1　脊髄損傷におけるしびれの特徴と対処法

　脊髄損傷は脊髄に外力が加わり，脊髄が損傷された状態[1]である．病態は脊髄実質の出血や浮腫を基盤にした挫傷および圧迫病変であり，運動麻痺，感覚麻痺，排尿排便障害などを呈する．治療としては損傷した脊椎に対して手術療法（固定術）が行われる．損傷した脊髄に対する急性期の治療としてはメチルプレドニゾロンコハク酸エステルナトリウム（ソル・メドロール®）の大量療法が唯一の保険適応の治療法であるが，副作用も多く，また臨床での効果を疑問視する報告もあり，最近では施行されないことも多い．脊髄損傷は明確な治療方針が定まっていないことから，再生医療も含めた新規治療法の開発が最も期待されている分野の一つである．

　脊髄損傷ではとかく運動麻痺に目が向きがちであるが，感覚系も障害されるため，四肢体幹の異常な疼痛や強いしびれを生じることがある．完全損傷の場合，感覚系も障害されているため疼痛・しびれは生じないことも多いが，多くの不全損傷の場合，一過性または永続的な疼痛・しびれを伴うため損傷後急性期より適切な対処が必要となる．

　脊髄損傷後のしびれに対しては薬物療法

が中心となり，メコバラミン（メチコバール®）や一部の向精神薬などが使用されてきた．末梢神経障害性疼痛を適応症として2010年に発売されたプレガバリン（リリカ®）は，脊髄損傷後疼痛に対しても有効性が認められ，2013年より使用可能となった．経験的に損傷直後の疼痛・しびれは重篤であり，触られるだけで強い疼痛を示すような感覚過敏状態（アロディニア）を示すことが多い．その後2～3週の経過で症状軽減を認めるが，完全に消失することは少ない．また，難治例も存在する．以下，急性期脊髄損傷例（症例1），慢性期脊髄損傷の疼痛・しびれ遷延例（症例2），灰白質と，白質の内側部が主に障害され上肢優位の障害を呈する中心性脊髄損傷例（症例3）を例示する．

A. 症例1：急性期脊髄損傷例（図1）

47歳，男性．高所作業中に転落し受傷．搬入時，神経学的には上肢徒手筋力テスト（manual muscle test，以下MMT）左右上腕二頭筋で3，以下null，下肢徒手筋力テストはMMTにて1～3程度の不全麻

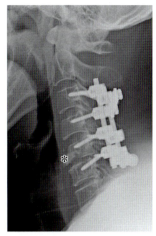

図1　急性期脊髄損傷例（症例1）
術後頚椎X線側面像
頚椎損傷（＊印）に対し後方固定術が施行された．

痺を認めた．痛覚はC5以下で脱失していた．神経学的損傷高位（Neurological level of injury；NLI）はC4，ASIA（American Spinal Injury Association）Impairment Scale（表1）はC（頚髄不全損傷）と診断した．

画像検査ではC5の椎体骨折，C3～C5の椎弓骨折を認めた．受傷後15日目に全身麻酔下に頚椎後方固定術を施行した．搬入当初より両上肢全体および肩甲部のしびれが強く，プレガバリン150 mg／日の投

表1　脊髄損傷の重症度分類（ASIA Impairment Scale）

Grade	重症度	
A	Complete	S4-5髄節に感覚および運動機能（肛門収縮）がない
B	Sensory incomplete	損傷高位(運動)の3髄節以下より下位において運動完全麻痺であるが，S4-5髄節を含む神経学的高位より下位に触覚または痛覚が残存
C	Motor incomplete	神経学的損傷高位（NLI）より下位に運動機能は残存するが，主要筋機能の半数以上はMMT3未満（MMT0-2）
D	Motor incomplete	神経学的損傷高位（NLI）より下位に運動機能が残存し，主要筋機能の少なくとも半数以上はMMT3以上
E	Normal	すべての髄節において感覚，運動とも正常

American Spinal Injury Association（ASIA）とThe International Spinal Cord Society（ISCoS）による脊髄損傷の重症度分類．所見用紙（International Standards for Neurological Classification of Spinal Cord Injury, ISNCSCI）を記入後，手順に従って重症度を評価する．

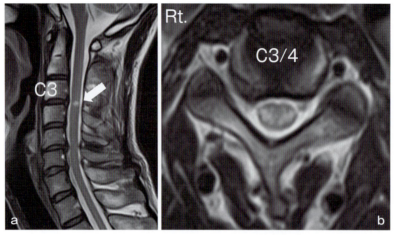

図2　慢性期脊髄損傷におけるしびれ遷延例（症例2）
a：受傷後6カ月頚椎MRI T2強調矢状断像．C3/4高位に脊髄髄内高信号の信号変化（矢印）を認めた．
b：同水平断像．灰白質を中心とした信号変化を認めた．

与を行った．その後もしびれの改善はなく，プレガバリンを300 mg／日に増量し加療を行った．また，四肢の痙性に対し，中枢性筋弛緩薬であるバクロフェン（ギャバロン®）を5 mg／日より漸増投与した．

B. 症例2：慢性期脊髄損傷におけるしびれ遷延例（図2）

　58歳，男性．高所作業中に転落し受傷．神経学的診察および画像検査にて頚髄損傷の診断となる．明らかな骨傷はなくリハビリを中心とした保存的加療が施行された．その後，経時的に麻痺の回復を認め，歩行可能となるまで回復したが，四肢のしびれは残存していた．損傷後1年半時点でnumerical rating scale（NRS）は7（中等度の痛み）であった．神経障害性疼痛のスクリーニングツールであるPain DETECTのスコアは23点で，神経障害性疼痛の診断であった．その後もメコバラミン，プレガバリン，漢方薬の投薬が行われているが，2年経過時も依然として強い四肢の疼痛・しびれを認めていた．

C. 症例3：中心性頚髄損傷例

　42歳，男性．海水浴中，波にのまれ頚部を過伸展し受傷．受傷直後四肢はほとんど動かなかったが，経時的に麻痺の改善を認めた．搬入時，神経学的には上肢末梢にMMT4の筋力低下を認めたが，ほかの上下肢はMMT5であった．両上肢全体に強いしびれと右前腕橈側から母指にかけて疼痛と感覚過敏を認めた．体幹・両下肢に疼痛・しびれはなかった．しびれに対しプレガバリン150 mg／日を服用した．受傷後1カ月の時点で筋力はほぼ完全に回復し，前腕橈側の痛みも軽減した．受傷後3カ月時にプレガバリンの内服を中止．受傷後1年の時点で疼痛は消失，しびれも間欠的となった．

D. 疼痛・しびれを有する脊髄損傷患者の対処法

脊髄損傷の急性期治療は主に救急科医師，整形外科・脳神経外科の脊椎脊髄外科専門医が対応することが多く，一般内科医が初療に関わることは少ないと思われる．慢性期患者の診療にあたっては，疼痛・しびれは急性期以降長期持続しているものがほとんどであり，緊急性は低い．しかしながら時に患者は疼痛・しびれの増悪，麻痺の増悪を訴えることがある．特に麻痺や疼痛・しびれの範囲が拡大する場合は注意が必要である．損傷脊髄に随伴し脊髄空洞症を合併することがあり，その場合は脊椎脊髄外科専門医へのコンサルトが望ましい．

2 脊髄腫瘍におけるしびれの特徴と対処法

脊髄腫瘍はほかの圧迫性脊髄症と同様に脊髄および神経根の圧迫に伴い脊髄症（索路症状，髄節症状）や神経根症をきたす．索路症状としては運動麻痺とともに罹患高位以下の感覚障害（主に感覚鈍麻）やしびれをきたす．髄節症状としては当該髄節の運動麻痺や感覚障害，疼痛をきたす．神経根症も同様に，圧迫された神経根支配領域の運動麻痺や感覚障害，疼痛をきたす．腫瘍が脊髄に対し左右一方に偏在し脊髄を片側より強く圧排する場合，Brown-Séquard syndromeという特徴的な症状を呈する（図3）．手術によりしびれの軽減や消失が得られることもあるが遺残するこ

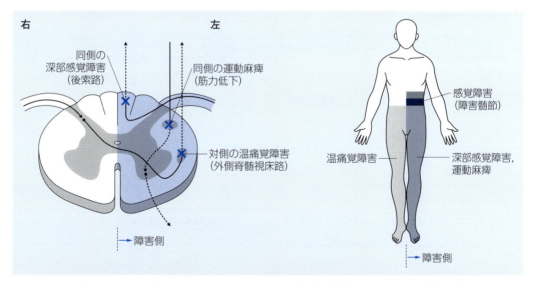

図3 Brown-Séquard syndrome（中位胸髄レベル）の左側の障害
脊髄半側が障害された場合，障害側の索路および障害高位の髄節障害が生じる．索路の障害は交叉する高位の関係で，外側皮質脊髄路および後索路は同側の障害をきたし，脊髄視床路は反対側の障害をきたす．すなわち障害側では運動麻痺（筋力低下）および深部感覚（位置覚や振動覚）障害が生じ，反対側では温痛覚障害が生じる（左図）．右図は中位胸髄高位での脊髄左半側の障害を模したシェーマである．障害髄節高位において左側の感覚障害が生じる．併せて障害高位より下位では左側体幹・下肢の運動麻痺・深部感覚障害および右側体幹・下肢の温痛覚障害が生じる．

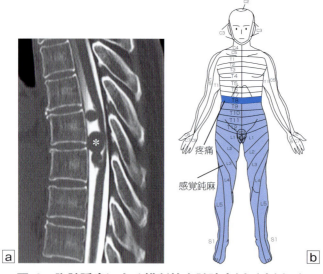

図4 胸髄腫瘍による横断性脊髄障害例（症例4）
a：術前脊髄造影後CT矢状断再構築像
　脊髄腹側に腫瘍を認めた（＊印）．
b：術前神経所見（疼痛および感覚障害の範囲）
　腫瘍摘出術により脊髄の圧排は解除された．体幹部帯状痛は消失，当該高位以下の体幹および両下肢のしびれ・感覚障害は軽減した．

とも多い．疼痛は手術に反応し完全消失することをよく経験するが，しびれは残りやすい．以下，脊髄腫瘍による横断性の脊髄障害例（症例4），特徴的な症状を示すBrown-Séquard syndrome例（症例5）を示す．

A. 症例4：脊髄腫瘍による脊髄障害例（図4）

61歳，女性．2カ月前より明らかな誘因なく左側胸部痛が出現した．対症的に消炎鎮痛薬にて加療を受けていたが，症状の悪化を認めMRI精査にて胸髄腫瘍の診断となり紹介となった．診察上，下肢筋力は保たれていたが，Th8高位の髄節に沿って帯状痛を認めた．またTh9以下の体幹・下肢の感覚鈍麻を認めた．トラマドール（トラムセット配合錠®）を6錠／日内服したが，疼痛コントロールは不良であった．痛みのため不眠を呈しており眠剤も併用していた．疼痛による日常生活動作障害が強く腫瘍摘出術を施行した．病理組織は神経鞘腫であった．術後1年時，一部しびれの残存を認めるが，術前の主訴であった体幹部の帯状痛は消失した．トラマドール，眠剤は不要となり，遺残するしびれに対しプレガバリン100 mg／日内服にてコントロールは良好である．

B. 症例5：脊髄腫瘍によりBrown-Séquard syndromeを呈した例（図5）

79歳，女性．5カ月前から右上肢のしびれを自覚した．1カ月前より右下肢脱力が出現，易転倒性となった．精査にてC7高位に頸髄腫瘍を指摘された．診察上，右下肢のMMT4レベルの筋力低下と左Th1

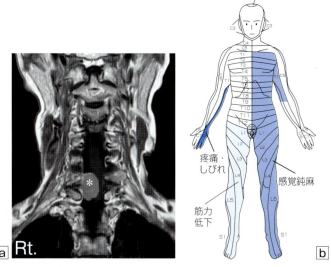

図5 偏在性の頸髄腫瘍により Brown-Séquard syndrome を呈した例（症例5）
a：術前ガドリニウム造影後 MRI T1 強調冠状断像
　脊髄右側に腫瘍を認めた（＊印）．右下肢の筋力低下と左体幹・下肢の感覚鈍麻を認めた．
b：術前神経所見（疼痛，感覚障害および筋力低下の範囲）
　腫瘍摘出術後，右上肢の疼痛・しびれは消失し右下肢の筋力低下，および左体幹・下肢の感覚鈍麻も改善した．

以下の重度の感覚鈍麻およびしびれを認め，Brown-Séquard syndrome を呈していた．画像検査ではC7高位，脊髄右側に腫瘍性病変を認め脊髄を右側から左側へ圧排していた．NSAIDs（セレコックス®），プレガバリン50 mg／日，抗不安薬，抗うつ薬，眠剤で症状は軽減せず，その後も下肢筋力低下の進行を認めたため腫瘍摘出術を施行した．病理組織は髄膜腫であった．術後6カ月時点で下肢筋力の改善を認め，自立歩行が可能となった．上肢のしびれが遺残しているが，プレガバリン50 mg／日と最低限の維持量でコントロールされている．

C. 疼痛・しびれを有する脊髄腫瘍患者の対処法

疼痛・しびれが初期症状である脊髄圧迫性病変は多い．経時的に増強する場合や範囲が拡大する場合は整形外科専門医，または整形外科・脳神経外科の脊椎脊髄専門医へのコンサルトが勧められる．

画像上，圧迫性病変を認めても症状が疼痛・しびれのみの場合は，まず保存療法が行われる．しびれに対してはメコバラミンなどのビタミン製剤や向精神薬の有効性が報告されている[2]．運動麻痺や排尿排便障害が生じている場合は手術を考慮する．時にしびれ症状の出現から運動麻痺発生まで短期間で進行する場合もあり，進行性の場

合は可及的速やかに専門医へコンサルトすることが望ましい．また，運動麻痺を「しびれ」と訴える患者に遭遇することもあり，詳細な病歴聴取と診察が必要である[3]．

3 脊髄腫瘍術後のしびれの特徴と対処法

脊髄腫瘍摘出術の手術操作は無理をせず piecemeal resection とするほうが安全である．摘出に伴い脊髄に過度の負荷がかかると術後運動麻痺や感覚障害が出現する危険性が高くなる．不全麻痺の場合，経時的な回復が得られることもあるが麻痺や感覚障害が遺残する場合もある．

特に脊髄髄内腫瘍の手術では，腫瘍へのアプローチや腫瘍摘出の際の正常脊髄への侵襲に最大限の注意をはらう必要がある．脊髄正中に位置する上衣腫の摘出術の際は後正中溝より脊髄内へアプローチする．理論上，正中をはずれなければ術後の脱落症状は少なく抑えられるが，術直後に神経症状の悪化がまったくないことはむしろ稀で，進入路近傍，すなわち後索症状が，程度の差はあるが出現する．後索障害や疼痛・しびれは経時的に回復することもあれば遺残することもある．

症例6：脊髄髄内腫瘍摘出術術後難治性疼痛・しびれ例（図6）

44歳，女性．めまい精査のため他院で施行した MRI 検査で異常を指摘され紹介初診．診察上，右上肢のしびれを認めたが，ほかに明らかな神経学的異常所見を認めなかった．画像検査では C5-C6 の脊髄内中央に頭尾側に空洞を随伴する腫瘍性病変を認めた．症状は軽微であったが，腫瘍は大きく症状の進行を認める前に手術を行う方針とした．後正中溝より進入し腫瘍は全摘出し得た．病理は上衣腫であった．術直後より体幹部の締め付け感，病変部以下のしびれと振動覚障害を認めたためメコバラミン，塩酸エペリゾン（ミオナール®）を投与した．術後5年時，しびれおよび締め付け感の遺残はあるもののNSAIDsの頓用，プレガバリン 50 mg／日，バクロフェン 10 mg／日にてコントロールされており，術前の軽作業に復職している．

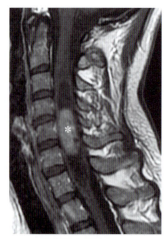

図6　頚髄髄内腫瘍例（症例6）
術前ガドリニウム造影後 MRI T1 強調矢状断像．脊髄内に腫瘍（＊印）を認めた．術後手術侵襲に伴う体幹部の締め付け感，体幹・下肢のしびれが出現．投薬加療を行っている．

4 脊髄空洞症，癒着性くも膜炎のしびれの特徴と対処法

脊髄空洞症はキアリ奇形によるもの，脊髄損傷後の慢性期にできるもの，上衣腫や血管芽腫などの腫瘍に随伴するもの，特発性などがある．いずれも髄液灌流障害がその原因となっている．癒着性くも膜炎も，過去の外傷，感染，手術侵襲などくも膜への機械的刺激により発生するくも膜と脊髄軟膜の癒着を基盤とした髄液灌流障害である．脊髄の圧排や癒着の程度により強い運動麻痺やしびれを呈することもある．空洞症に対するシャント手術や癒着性くも膜炎に対する癒着剥離＋硬膜形成術は，それぞれシャント不全や早期の癒着再燃などの問題があり，時に難治性である．

症例7：癒着性くも膜炎，脊髄空洞症例（図7）

64歳，男性．3年前に頸椎化膿性脊椎炎，硬膜外膿瘍の診断で保存加療が行われた．経過観察中に硬膜外膿瘍による癒着性くも膜炎と脊髄空洞症を発症した．4カ月前より腰痛，3カ月前より下肢筋力低下を認めた．画像検査では癒着によるC7-Th6高位の脊髄前方移動とTh6-L1に空洞症を認めた．症状は重篤で歩行困難であったためシャント術を施行した．術後画像検査にて空洞の縮小傾向を認めた．術後2カ月時

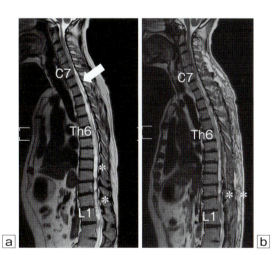

図7　癒着性くも膜炎，脊髄空洞症例（症例7）

a：術前 MRI T2強調矢状断像
癒着によるC7-Th6高位の脊髄前方移動（矢印）とTh6-L1に空洞症（＊印）を認めた．

b：術後1週 MRI T2強調矢状断像
シャント術直後より下肢しびれの消失，体幹部締め付け感の改善，筋力低下の改善を認めた．画像上も空洞の縮小傾向を認めた（＊＊印）．

には下肢のしびれは消失，体幹部の締め付け感は改善，歩行能力も改善し，日常生活動作は著明に向上した．症状の改善に伴い鎮痛薬の漸減が可能となった．

5　おわりに

　脊髄損傷，脊髄腫瘍，脊髄空洞症および癒着性くも膜炎によるしびれの特徴と対処につき概説した．手術や自然経過により症状が改善する例もあるが，難治例・遷延例も多く存在する．難治例については，筆者の所属する施設では麻酔疼痛緩和科や和漢診療部との併診により集学的な治療を行っている．時に抗不安薬，抗てんかん薬，抗うつ薬[4]などの向精神薬が有効なこともあり，これらの薬剤の知識をもって診療に臨むことも重要と思われる．

〈文　献〉

1) 日本脊椎脊髄病学会（編）：脊椎脊髄病用語事典 改訂第5版．南江堂，2015．
2) 石井　賢：頚部痛の診断と治療．*Orthopaedics*　2015；**28**：1-9．
3) 緒方利安，北園孝成：しびれ・麻痺．臨牀と研究　2015；**93**：501-504．
4) 伊藤康幸，山本文夫，橋本洋一郎：プライマリ・ケアにおける亜急性・慢性「しびれ」に対する治療．治療　2013；**95**：576-582．

第Ⅲ章 症例でみる痛み・しびれの実際

第Ⅲ章-4

代表的な腰椎疾患による痛みとしびれ

千葉大学大学院医学研究院 先端脊椎関節機能再建医学講座/整形外科学　折田純久

ポイント

1. 腰椎前屈に伴い増強する腰痛 ➡ 腰椎すべり症，椎間板性腰痛．
2. 歩行につれて下肢全体が重だるくなり，しびれて歩けなくなる ➡ 腰部脊柱管狭窄症．
3. 重量物の挙上やくしゃみや咳を契機に発症する強い腰下肢痛 ➡ 腰椎椎間板ヘルニア．
4. 夜間も続く腰背部痛で楽な姿勢がない ➡ 脊椎腫瘍，化膿性脊椎炎など．

1　はじめに

　慢性腰痛の原因は多岐にわたることが多く，診療にあたっては患者の主訴と身体所見をもとに十分に検討する．下肢痛のある患者や殿部痛の関与する患者は神経障害性疼痛に伴う慢性腰痛である可能性が高く，疼痛部位とその分布にも注意をはらうようにする．また椎間孔狭窄など見逃されやすい画像所見がある一方，必ずしもすべての画像所見が症状に直結するわけではない．これらの事項を念頭に置いたうえで患者の病態の正確な把握が重要である．

　本稿では，慢性腰痛を念頭に置いた概念的な基礎知識と，各論として外来で遭遇することの多い腰部脊柱管狭窄症，腰椎椎間板ヘルニアおよび腰椎すべり症について述べる．

2 腰痛の原因と分類

A. 持続期間による分類

　腰痛は主に疼痛部位，発症からの有症期間，原因などにより定義される．有症期間別では急性腰痛（発症からの期間が4週間未満），亜急性腰痛（4週間以上3カ月未満），慢性腰痛（3〜6カ月以上）と定義される．腰椎の変性疾患では罹病期間が長期になることで慢性腰痛を呈することが多いが，腰痛は原因の明らかな腰痛（表1）と明らかではない非特異的腰痛に大きく分類され，非特異的腰痛は腰痛の実に85%を占めると報告されている[1]が，近年では正診率はより高くなっていると報告される．

B. 解剖からみた腰痛

　腰痛の基礎となる解剖を図1に示す．脊柱は椎体，椎弓，椎間関節などの骨性構造が椎間板，靱帯，関節包などにより連結・補強され，これらが脳，脊髄，末梢神経，筋肉などにより制御を受けており，同時に重要な神経組織を保護する役割をするため複雑な三次元形状・構成をしている．これらの構造が複合的に異常をきたし腰痛の原因となりうる．

▶▶ 椎間板性腰痛

　椎間板は中心部にあるゲル状の髄核とこれを取り巻く線維輪，および椎体に接する部分を覆う軟骨終板からなる．椎間板は椎体を連結し，衝撃を吸収することで脊柱の

表1 原因の明らかな腰痛の分類

脊椎由来	腰椎椎間板ヘルニア* 腰部脊柱管狭窄症* 脊椎分離すべり症* 変性脊椎すべり症* 代謝性疾患（骨粗鬆症，骨軟化症など） 脊椎腫瘍*（原発性または転移性腫瘍など） 脊椎感染症*（化膿性脊椎炎，脊椎カリエスなど） 脊椎外傷*（圧迫骨折など） 筋筋膜性腰痛 腰椎椎間板症 脊柱靱帯骨化症 脊柱変形
神経由来	脊髄腫瘍，馬尾腫瘍など
内臓由来	腎尿路系疾患（腎結石，尿路結石，腎盂腎炎など） 婦人科系疾患（子宮内膜症など），妊娠 胃腸疾患（膵炎，胆嚢炎，穿通性潰瘍）
血管由来	腹部大動脈瘤，解離性大動脈瘤など
心因性	うつ病，ヒステリーなど

*特に重要な脊椎由来疾患

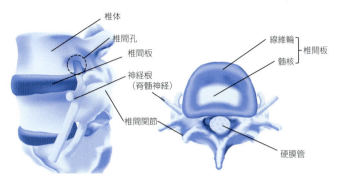

図1　腰椎を構成する主な解剖要素

しなやかさと支持性を保っている．椎間板の髄核は加齢に伴い含水性が低下し衝撃吸収性の喪失をはじめとする機能低下が起こるほか，前屈位で大きな荷重がかかることが知られる．また解剖学的に血流も乏しいため加齢や荷重に伴う変性・変形を伴いやすい．

椎間板由来の症状には，腰椎椎間板ヘルニアに代表されるように椎間板の変形膨隆に伴う周囲組織の圧迫刺激による痛みと，椎間板変性そのものに由来する痛み（椎間板性腰痛）がある．椎間板性腰痛の患者で特に特徴的な理学所見は下肢痛を伴わずに座位・前屈位で増強する腰殿部痛であり，時に鼠径部への放散痛を伴う[2]．さらに単純X線画像における前屈位での後方開大やMRIでの椎間板変性の所見や椎間板ブロックによる疼痛改善などを確認することで診断に至る[3]．

▶▶ 椎間関節性腰痛

椎間関節は隣り合う関節突起が互いにかみ込むように組み合わさることで構成され，椎間板とともに脊柱への荷重を受け止めている（椎間板75％程度，椎間関節25％程度）．椎間関節は関節包に包まれ安定化しているが，加齢とともに関節面や周囲組織が変性すると不安定となり骨棘を形成，椎間関節由来の疼痛をきたすことがある．椎間関節由来の痛みは一般的に腰殿部痛が主であり，大腿後面に痛みが及ぶこともある．後屈で腰痛が増強し，責任高位での手掌圧痛による疼痛がみられる．単純X線画像にて椎間関節裂隙狭小化や骨棘形成を認める．

▶▶ 神経・馬尾性腰痛

脊柱管内に存在する硬膜管は中枢神経と連続することで脳を含む中枢神経を納め，腰椎領域では特に脊髄から分岐する馬尾（神経）が存在する．馬尾は，椎間孔を通って脊髄神経として脊柱管外に向かい支配部位の感覚や運動機能を司るが，腰部脊柱管狭窄症に代表される脊柱管変性疾患における狭窄・圧迫などによって下肢，殿部，会陰部の異常感覚をきたす．脊柱管内における硬膜管の狭窄が強い場合は間欠性跛行をきたすこともあり，しびれのほかに会陰部灼熱感を呈することもある．さらに重篤な神経症状の一環として尿失禁や頻尿などの膀胱直腸障害をきたす．一般的には純粋な馬尾症状のみでは疼痛はなくMRI上の馬尾の圧迫があれば診断に至るが，肥厚した黄色靭帯や変性椎間板による圧迫なども加

わり，臨床的には痛みも伴うことが多い．

▶▶ **神経根・脊髄神経由来の症状と治療**

神経根の支配皮膚分節領域に一致した疼痛，知覚障害，運動麻痺が特徴である．下肢伸展挙上試験（straight leg raising test, 以下 SLR テスト）または大腿神経伸展試験（femoral nerve stretching test, 以下 FNST テスト）が陽性となることが多い．いわゆる坐骨神経痛は，この神経根性疼痛に由来することが多い．

▶▶ **椎体由来腰痛**

椎体骨髄内には知覚神経線維が分布し，疼痛をはじめとする知覚を伝達することが報告されている．椎体では骨折など外傷性の場合はもちろん，外傷のない場合でも，骨粗鬆症などではそれに伴う破骨細胞活性化が椎体内での局所炎症と酸性環境を促進するため疼痛感受性を増強，骨粗鬆症患者における慢性痛をもたらす可能性が基礎研究によって示され[4]，さらに骨粗鬆症による骨脆弱性に伴って発生する，椎体内の感覚神経への障害が疼痛の原因として示されている[5]．

C．そのほかの要素

加齢に伴う脊柱変性がもたらすアライメント変化や筋肉の緊張と血流の変化も腰背部痛の原因となりうることが報告されている[6]〜[13]．特に近年の腰痛診療で大きな注目を集めているトピックスの一つが腰椎後側弯に伴う腰背部痛である．思春期特発性側弯症が，全体として重心が保たれ矢状面/冠状面バランスの均衡が取れているため必ずしも症状を呈さないのに対し，変性による成人後側弯症は全身としての重心バラ

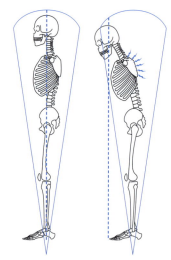

図2 cone of economy
個人の足部を頂点とする固有の仮想円錐を考える．この範囲内に体幹が存在する限りは，姿勢の乱れは代償可能であるため支障はきたさないものの，これを超えると背筋の阻血や椎間板・椎間関節への負荷が加わり疼痛の原因になる．

ンスは保持されておらず，アライメント保持が困難な場合に難治性の腰背部痛を呈することがある．本項目に関連し，各個人の足部を頂点とする固有の仮想円錐を考える（cone of economy，図2）[14]．この範囲内に体幹が存在する限りは姿勢の乱れは代償可能であるため支障はきたさないものの，これを超えると背筋の阻血や椎間板・椎間関節への負荷が加わり，疼痛の原因になるものと提唱されている．臨床においても，このような概念に基づく慢性的な腰背部痛が，しばしば治療抵抗性の慢性腰痛の原因として知られる．

3 腰痛における問診と鑑別診断

　腰痛の問診では発症以前の症状と治療歴や治療効果だけでなく，痛みの部位や症状の頻度，痛みの持続期間などを聞き，脊椎以外の内科的疾患由来の腰痛の可能性についても考慮し，重篤な脊椎疾患が疑われる場合は画像診断を行うとともに専門医への適切なコンサルトを検討する．一方で腰痛の診断で重視すべきは問診と理学所見であり，画像所見が確定的な診断価値を持つものではない．表2に理学所見を中心とした腰痛の鑑別疾患について示す[15]．

表2　腰痛における疼痛部位と鑑別疾患（文献15より筆者改変）

疼痛部位	考えられる所見	考えられる原因
機械的腰痛 ・急性かつ繰り返す腰痛 ・時に殿部・大腿まで放散するが下腿には放散しない． ・痛みは時に体動や重量物挙上で増悪するが休息で軽快． ・通常，痛みにより脊柱の動きは制限される．10～40歳代に多い．	・局所の圧痛・筋攣縮 ・体動時腰背部痛 ・正常な腰椎前弯の消失（運動，感覚，深部腱反射は正常） ・骨粗鬆症患者では胸椎後弯，棘突起上の叩打痛など	・明らかな原因は定かでないことも多い（非特異的腰痛）． ・椎間板変性が原因であることも多い． ・分離症やすべり症のような先天的障害の割合は低い． ・高齢女性やステロイド投与患者では骨粗鬆症による椎体骨折の可能性も考える．
放散痛を伴う腰痛 ・神経根由来の腰下肢放散痛 ・坐骨神経痛はデルマトームに従う形で両側の膝下に及びしびれや痛み，筋力低下などを伴う． ・痛みは前後屈やくしゃみ，咳嗽などの体動に伴い増悪．	・straight leg raising（SLR）での下肢痛，坐骨神経部の圧痛，デルマトームに沿う知覚の減弱，局所の筋力低下や筋萎縮，腱反射消失（特に足関節の運動機能低下）． ・単根障害ではデルマトームに沿う変化や腱反射の変化はみられないこともある．	・椎間板ヘルニア；50歳以下の腰下肢痛では最も多く，L5もしくはS1神経根由来のことが多い． ・脊髄腫瘍や膿瘍も否定できないが割合は低い．下肢痛がない場合よりも神経学的所見を生じることが多い．
脊柱管狭窄由来の腰下肢痛 ・歩行により増悪 ・前屈や座位で改善する	姿勢は全般的に前屈傾向となる．筋力低下や下肢の腱反射低下	腰部脊柱管狭窄症．変性椎間板や脊柱変形により脊柱管が狭窄．60歳以上の腰下肢痛では最多である．
chronic persistent low back stiffness	正常の腰椎前弯の消失，筋攣縮，前後屈可動域の減少．脊柱の後弯変形	若年男性では強直性脊椎炎や慢性多関節炎が最多．DISH（diffuse idiopathic skeletal hyperostosis）は中年期以降の男性に多い．
夜間痛，休息により緩和しない腰痛	体重減少のエピソードや局所の圧痛など	転移性脊椎腫瘍（特に前立腺がん，乳がん，肺がん，甲状腺がん，腎臓がん，多発性骨髄腫など）
腹部骨盤臓器由来の痛み 深部のうずくような痛みが多い．	・痛みと脊柱の動きは直接の関連はなく，可動域も正常． ・原疾患の症候の有無を観察．	消化性潰瘍，膵炎，膵がん，慢性前立腺炎，子宮内膜症，解離性大動脈瘤，後腹膜腫瘍など

4 腰椎変性疾患各論

腰椎椎間板ヘルニアおよび腰部脊柱管狭窄症は日常診療で特に頻度の高い疾患であり，腰椎疾患に伴う痛み・しびれを考える際には十分にその病態を理解する必要がある．

A. 腰部脊柱管狭窄症

腰部脊柱管狭窄症は，腰椎の椎間板と椎間関節の変性を基盤として，脊柱管や椎間孔が狭小化することで特有の症状を呈する症候群であり，その原因は複数にわたる．腰部脊柱管狭窄症の病態は障害されている要素により図3のように分類され，臨床的には以下3項目すべてを満たした場合に診断される．

1) 殿部から下肢の疼痛やしびれを有する
2) 殿部から下肢の疼痛やしびれは，立位や歩行の持続によって出現あるいは増悪し，前屈や座位保持で軽快する
3) MRIなどの画像で脊柱管や椎間孔の変性狭窄状態が確認され，臨床所見に合致

臨床的には神経性間欠跛行（歩行に伴い下肢しびれが増悪）もみられることも多いが，しびれの増悪を認めながらも歩行継続が可能な症例も存在するため診断基準には含まれていない．また，末梢血管障害に伴う下肢血流障害由来の血管性跛行との鑑別も重要であり，鑑別には足関節上腕血圧比（ankle brachial index；ABI）検査が有用である．ABI＜0.9で末梢動脈疾患（peripheral arterial disease；PAD）の関与を疑う．

腰部脊柱管狭窄症の軽〜中等症の患者のうち1/3〜1/2の患者では自然経過でも予後良好であり，神経機能が急激に悪化することは稀であるとされており，まずは保存加療の実施が原則である．しかしながら，脊柱管狭窄症は加齢による退行性変化を基

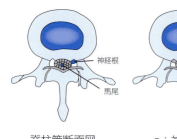
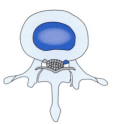
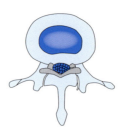
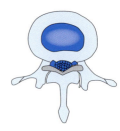

脊柱管断面図　　　a：神経根型　　　　b：馬尾型　　　　c：混合型
（正常）　　　　（片側神経根障害）　　（馬尾障害）　　（馬尾＋両側神経根障害）

図3　腰部脊柱管狭窄症の病型

a：神経根型；黄色靭帯の肥厚や変性した関節突起により神経根が圧迫されることで生じる下肢痛，しびれが特徴である．臨床では第5腰神経根障害が最も多く，坐骨神経の走行に沿って殿部から大腿後面を通り下腿外側，足関節外果から足背部に至る痛みが惹起される．また，第4腰神経根障害では大腿神経の走行に沿い大腿前面から膝内側にかけて痛みが放散する．
b：馬尾型；著しい黄色靭帯の肥厚や強い骨変性により生じ，馬尾が圧迫されることによる血流障害が主体となって腰下肢・殿部・会陰部の疼痛・しびれなどの異常感覚や膀胱直腸障害を引き起こす．
c：混合型；病態・症状ともにa，bが合併したものであり，高齢者における変性脊椎でみられることも多い．

盤としているため非特異的腰痛や椎間板ヘルニアと比較すると保存療法には限界があり，85％の患者では初診4年後に症状不変もしくは増悪のため手術を選択することも多い．退行性変化は加齢とともに進行するため，術後であっても約30％の患者で症状が再発，約10％の患者が再手術を要する[16]．腰部脊柱管狭窄症患者では罹病期間が長すぎると十分な改善を得られないことがあるため，保存的加療手術適応の決定と時期には熟考が必要である．

手術は狭窄に関与する変性椎弓を掘削・除圧する椎弓切除術や，前後屈に伴う腰椎の不安定性を制動する腰椎固定術が併用される．手術により間欠性跛行や腰下肢痛は改善が見込めることが多いが，安静時の下肢しびれは消失しにくい．

B．腰椎椎間板ヘルニア

腰椎変性疾患としての腰椎椎間板ヘルニアは加齢に伴う線維輪の破綻・髄核の含水量低下によってもたらされる（図4）．高齢者の腰椎MRIでは，多椎間にわたる無症候性の椎間板膨隆の一環としてのヘルニア脱出が描出されることも多い．臨床症状は腰痛が先行してみられることが多いが，強い下肢痛を認めることが特徴である．下肢痛は上位腰椎椎間板ヘルニアでは鼠径部や大腿部痛が多く，下位腰椎では坐骨神経痛であることが多い．SLRテスト陽性は通常，腰椎椎間板ヘルニアの診断において有用な所見であるが，高齢者では陽性率は低い．ヘルニアのサイズが大きいものや遊離脱出したもの，MRIでリング状に造影されるものは約80％程度の高率で自然退縮することも多く，2〜3カ月で著明に退縮するものもある．しかしながら，保存加療に抵抗性の症例や社会的活動に支障をきたす場合は手術を要し，特に麻痺や膀胱直腸障害などの馬尾障害を伴う場合は緊急手術の適応となる．

C．腰椎すべり症

上位椎体が隣接する下位椎体上を前方（もしくは後方）に転位した状態を脊椎すべり症と呼び，椎間板や椎間関節を中心とした脊椎運動単位の退行変性によって生じるぐらつきが本態である（図5）．腰椎す

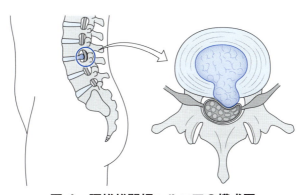

図4　腰椎椎間板ヘルニアの模式図
椎間板内の髄核が線維輪の変性により生じた部分的脆弱部を通して突出，後方の神経組織を刺激することで痛みにつながる．

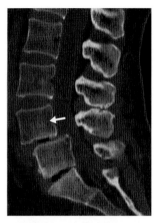

図5 腰椎すべり症症例のCT画像
再構築された矢状断像．L4椎体の前方へのすべりが描出されている．

べり症ではその結果として脊柱管狭窄を呈すると，腰痛のほか間欠性跛行や下肢しびれ，下肢痛など神経根障害，馬尾障害が混在することも多い．発症年齢は中年期以降の女性に多くL4椎体のすべり頻度が高い．このためL5神経根障害としての殿部，大腿後面，下腿外側の痛みを訴えることが多い．

一方で腰椎椎間板ヘルニアでは陽性となりやすいSLRテストやFNSTテストはほとんどの場合，陰性である．診断には腰部脊柱管狭窄症と同様に単純X線画像，CT・MRIが有用である．本症は腰椎分節の構造的破綻が原因であるため，保存加療に抵抗性の重度腰部脊柱管狭窄症症状を呈することも多く，固定術を併用した手術を行うことも多い．

〈文献〉

1) Deyo RA, Weinstein JN : Low back pain. *New Engl J Med* 2001 ; **344** : 363-370.
2) Oikawa Y, Ohtori S, Koshi T, et al : Lumbar disc degeneration induces persistent groin pain. *Spine* 2012 ; **37** : 114-118.
3) Ohtori S, Kinoshita T, Yamashita M, et al : Results of surgery for discogenic low back pain : a randomized study using discography versus discoblock for diagnosis. *Spine* 2009 ; **34** : 1345-1348.
4) Orita S, Ohtori S, Koshi T, et al : The effects of risedronate and exercise on osteoporotic lumbar rat vertebrae and their sensory innervation. *Spine* 2010 ; **35** : 1974-1982.
5) Suzuki M, Orita S, Miyagi M, et al : Vertebral compression exacerbates osteoporotic pain in an ovariectomy-induced osteoporosis rat model. *Spine* 2013 ; **38** : 2085-2091.
6) Itoi E : Roentgenographic analys of posture in spinal osteoporotics. *Spine* 1991 ; **16** : 750-756.
7) Miyakoshi N, Itoi E, Kobayashi M, et al : Impact of postural deformities and spinal mobility on quality of life in postmenopausal osteoporosis. *Osteoporos Int* 2003 ; **14** : 1007-1012.
8) Ranger TA, Teichtahl AJ, Cicuttini FM, et al : Shorter lumbar paraspinal fascia is associated with high intensity low back pain and disability. *Spine* 2016 ; **41** : E489-E493.
9) Yabuki S, Kikuchi S, Midorikawa H, et al : Vascular backache and consideration of its pathomechanisms : report of two cases. *J Spinal Disord* 1999 ; **12** : 162-167.
10) Pfeifer M, Sinaki M, Geusens P, et al : Musculoskeletal rehabilitation in osteoporosis : a review. *J Bone Miner Res* 2004 ; **19** : 1208-1214.
11) Handa N, Yamamoto H, Tani T, et al : The effect of trunk muscle exercises in patients over 40 years of age with chronic low back pain. *J Orthop Sci* 2000 ; **5** : 210-216.
12) Takemasa R, Yamamoto H, Tani T : Trunk muscle strength in and effect of trunk muscle exercises for patients with chronic low back pain. The differences in patients with and without organic lumbar lesions. *Spine* 1995 ; **20** : 2522-2530.
13) Roghani T, Zavieh MK, Manshadi FD, et al : Age-related hyperkyphosis : update of its potential causes and clinical impacts-narrative review. *Aging Clin Exp Res* 2017 ; **29** : 567-577.
14) Schwab F, Lafage V, Boyce R, et al : Gravity line analysis in adult volunteers : age-related correlation with spinal parameters, pelvic parameters, and foot position. *Spine* 2006 ; **31** : E959-E967.
15) Bickley LS : The musculoskeletal system. BATE'S guide to physical examination and history taking 8th ed. Lippincott Williams & Wilkins, 2003 ; p522.
16) Atlas SJ, Keller RB, Robson D, et al : Surgical and nonsurgical management of lumbar spinal stenosis : four-year outcomes from the maine lumbar spine study. *Spine* 2000 ; **25** : 556-562.

第Ⅲ章 症例でみる痛み・しびれの実際

第Ⅲ章-5

整形外科疾患以外の腰痛

千葉大学大学院医学研究院 診断推論学/総合診療科　上原孝紀／生坂政臣

ポイント

1. 体動で悪化しない腰痛をみたら，整形外科疾患以外の腰痛を考える．
2. 関連痛の病態生理を押さえて，想起すべき解剖学的範囲を絞り込む．
3. 腰痛に限らず，痛みの時間的特徴は疾患の高い絞り込み効果を持つ．

典型症例 1　57歳，男性

| 現病歴 | 勤務中に右腰痛を自覚．1時間がまんしたが良くならず救急車で来院した．来院時痛みはほぼ消失していたが，痛いときはじっとしていられなかったという．既往は高脂血症．喫煙歴なし．体温36.1℃，脈拍96／分，血圧155／82 mmHg．尿潜血は試験紙法で陰性． |

>>> 解説は本文最後

典型症例 2　62歳，男性

| 現病歴 | スーパーでビールケースを持ち上げた際に左腰痛を自覚．すぐに救急車を呼んで来院した．来院時痛みはほぼ消失していた．痛みは持続痛で，体動で悪化しなかったという．既往は高血圧．タバコ20本／日．体温36.5℃，脈拍100／分，血圧80／55 mmHg．尿潜血は試験紙法で陽性． |

>>> 解説は本文最後

1 はじめに

　一口に"腰痛"と言っても，患者が訴える腰痛と医師が考える腰痛は異なる可能性がある．医学的に言えば"腰部"とは腰椎の領域である．腰椎の領域とは体表解剖で言えば肋骨が触れなくなる胸郭の下（L1）から，腸骨稜最上縁を結ぶJacoby線上にあるL4棘突起を指標に，その1椎体下（L5）までであり，ここが医学的な"腰部"である．しかし，患者が訴える腰の範囲は上端は肩甲骨下縁近傍，下端は殿部まで至る可能性がある．そもそも「腰痛」と和訳される「low back pain」は直訳すると「背部下側の痛み」であり，腰椎・仙椎領域[1]，つまり腰部と殿部を合わせた領域の痛みを指している．本稿では医学的な腰ではなく患者が訴える「腰」を念頭に，整形外科疾患以外の腰痛について解説していく．

2 腰痛の疫学と鑑別疾患

　腰痛は有訴者率*（人口千対）でみると男性は92.2と第1位，女性は118.2と肩こりに次いで第2位であり，非常に高頻度な愁訴であるが[2]，プライマリ・ケアでみる患者の85％以上は非特異的腰痛であり，特別な検査や治療を要さない[3]．また，急性腰痛症の58％（12〜84％）は1カ月以内に急速に改善すると報告されている[4]．大半が良性の経過をたどる腰痛症ではあるが，頻度は少ないものの緊急の検査や治療を要する疾患は，感染症，悪性腫瘍，自己免疫疾患をはじめとするさまざまな病態や，消化器，泌尿器，婦人科系臓器，血管（大血管），骨（脊椎・骨盤），皮膚，神経，脂肪織など幅広い病態や解剖学的部位に起因する．腰痛症の分類の一つとして，① mechanical low back pain or leg pain，② nonmechanical spinal conditions，③ visceral diseaseへの分類が提唱されており（表1），本稿では②と③を中心に解説していく．

*有訴者率：病気やけがなどで自覚症状のある者（有訴者）は人口千人当たり〇〇人と記載され，この割合を有訴者率という．

3 腰痛ではじめに聞くべき問診と次に聞くべき red flag sign

　表1[5]の①と②は運動器由来の痛みであるため，腰の回旋や前後屈，側屈などの体動で悪化する．患者が体動で悪化しない腰痛を訴える場合に，残り2％である③ visceral diseaseを考える．すなわち，腰痛ではじめに聞くべき問診は「動くと腰が痛みますか？」である．例外として，運動器に接する臓器の炎症や膵炎などの後腹膜臓器由来の痛みでは，後屈による悪化および前屈・胸膝位による改善を訴えるため注意を要する．

　次に red flag sign の有無を問診する．

表1 腰痛の鑑別疾患 （文献5より引用改変）

① mechanical low back pain or leg pain（97%）	② nonmechanical spinal conditions（1%）	③ visceral disease（2%）
腰椎挫傷，腰椎捻挫（70%） 通常加齢性の椎間板・椎間関節の変性（10%） 椎間板ヘルニア（4%） 脊柱管狭窄症（3%） 骨粗鬆症性圧迫骨折（4%） 脊椎すべり症（2%） 外傷性骨折（＜1%） 先天性疾患（＜1%） 　重症な脊椎後弯 　側弯症 　腰仙移行椎 脊椎分離症 internal disk disruption or diskogenic low back pain 椎体不安定性	悪性腫瘍（0.7%） 　多発性骨髄腫 　転移性がん 　リンパ腫 　白血病 　脊髄腫瘍 　後腹膜腫瘍 　原発性脊椎腫瘍 感染症（0.01%） 　骨髄炎 　化膿性椎間板炎 　傍脊椎膿瘍 　硬膜外膿瘍 　帯状疱疹 炎症性関節炎（しばしばHLA-B27関連；強直性脊椎炎，乾癬性関節炎，Reiter's症候群，炎症性腸疾患）（0.3%） Scheuermann's病 骨Paget病	骨盤内臓器 　前立腺炎 　子宮内膜症 　慢性骨盤炎症性疾患 腎疾患 　腎結石 　腎盂腎炎 　腎周囲膿瘍 大動脈瘤 消化器疾患 　膵炎 　胆嚢炎 　消化管潰瘍穿孔

前項「腰痛の疫学と鑑別疾患」でも触れたように，発症から4週以内の急性腰痛症では，多くは血液検査や画像検査を要さず保存的治療で自然に軽快することが多い．稀だが，緊急の検査や治療を要するred flag signを呈する疾患は，病歴と身体診察で見逃さないようにしたい．Red flag signを呈する疾患には悪性腫瘍や感染症，自己免疫疾患などが含まれる．ここではより詳細なred flag signを表2に，骨転移をきたしやすい悪性腫瘍を図1にまとめた．Red flag signは表2のほかに，HIV感染の既往や身体診察所見として発熱[6]，脊椎叩打痛や膀胱直腸障害を含む神経症状[7]なども紹介されている．

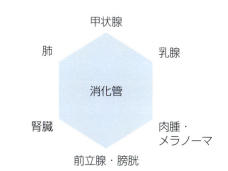

図1 骨転移をきたしやすい悪性腫瘍

表2 腰痛のred flag sign （文献9より引用改変）

検索すべき疾患	病歴	感度	特異度	LR（＋）	LR（−）
悪性腫瘍	年齢≧50歳（①）	77	71	2.7	0.3
	悪性腫瘍の既往（②）	31	98	15.5	0.7
	説明できない体重減少（③）	15	94	2.5	0.9
	1カ月の治療で改善しない	31	90	3.1	0.8
	ベッド上安静で改善しない	＞90	46	−	−
	1カ月以上持続	50	81	2.6	0.6
	① or ② or ③ or 保存的治療無効	100	60	2.5	0
脊椎骨髄炎	静注麻薬，尿路感染症，皮膚感染症	40	NA*	−	−
圧迫骨折	年齢≧50歳	84	61	2.2	0.3
	年齢≧70歳	22	96	5.5	0.8
	外傷	30	85	2	0.8
	ステロイド使用	6	99.5	12	0.9
椎間板ヘルニア	坐骨神経痛	95	88	7.9	0.06
脊柱管狭窄症	間欠性跛行	60	NA*	−	−
	年齢≧50歳	90	70	3	0.1
強直性脊椎炎	5つの質問**に対して4つ以上＋	23	82	1.3	0.9
	発症年齢≦40歳（④）	100	7	1.1	0
	臥位で改善しない痛み（⑤）	80	49	1.6	0.4
	背部の朝のこわばり（⑥）	64	59	1.6	0.6
	3カ月以上持続（⑦）	71	54	1.5	0.5

*NA：not available
**5つの質問：④・⑥・⑦と「ゆっくり発症しましたか？」「運動で改善しますか？」の5つ

4 痛みの病態生理と腰痛

A．痛みの分類―関連痛を中心に

痛みは4つの病態―①体性痛，②内臓痛，③関連痛，④心因性疼痛に分けられる[8]．①体性痛は体性神経が介在する運動器，皮膚，脂肪，リンパ節，神経由来の痛みである．非対称性，限局性の鋭い痛みを特徴として，体動により痛みが悪化することが多い．神経痛は特に秒単位で生じる針で刺されるような痛みやアロディニアを特徴とする．②内臓痛のうち，胸腔，腹腔内臓器のほとんどは，両側対称性な神経支配のために腹部正中の局在のはっきりしない痛みとなり，腎臓，尿管，卵巣は片側に優位な神経支配を有するため片側性となる．内臓痛は自律神経を介して中枢に伝わるため，自律神経系の解剖を押さえておくとよい（図2）．③関連痛はある神経の支配を受ける内臓痛，あるいは体性痛が同じ高さの脊髄神経によって支配される，別の身体部位の痛みとして感じられる現象である．

体性痛は痛いところに痛みの原因があるため病態を直感でつかめるが，関連痛は痛

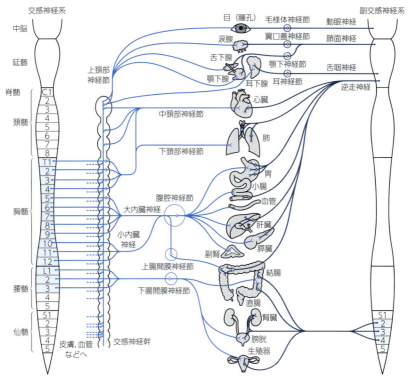

図2 自律神経系

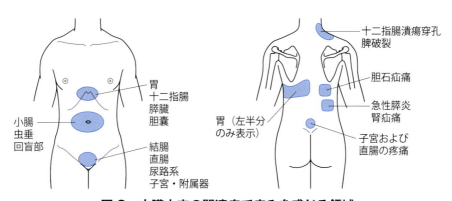

図3 内臓由来の関連痛で痛みを感じる領域

い場所と痛みの原因が離れているため誤診の原因となりやすい．関連痛はそれぞれの臓器からの神経が入る脊髄分節の投射領域に生じうる（図3，表3）．図2，図3および表3からわかるように，患者の訴える"腰"の範囲は，心臓のレベルから骨盤内臓器まで幅広い範囲をとりうる．

B. 痛みの発症様式と性状

大動脈瘤の破裂であれば突然発症，尿管結石であれば疝痛，硬膜外膿瘍であれば日単位での増悪など，腰痛においても発症様式と性状は鑑別に非常に役立つ（図4）．

表3 内臓疾患によって起こる関連痛の部位 (文献10より引用改変)

臓器	関連痛の部位
横隔膜	肩
心臓	Th1-5（腕と手）
食道	Th5-6
胃	Th6-9（胸部と胸骨下領域）
膵臓	Th6-10
肝臓，胆嚢	Th7-9
小腸	Th9-10
大腸（脾弯曲部まで）	Th11-12
卵巣	Th10-11（臍周囲）
子宮	S1-2（腰部）
前立腺	Th10-12（臍周囲と鼠径部，陰茎先端と陰嚢）
腎臓	Th10-L1（腰部と臍部）
直腸	S2-4（仙骨下部と坐骨神経）

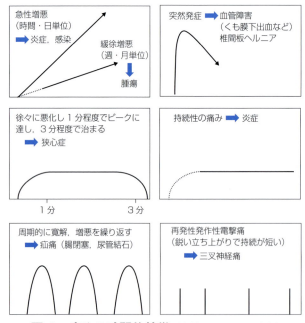

図4 痛みの時間的特徴 (文献11より引用改変)

疝痛は周期的に寛解・増悪を繰り返す痛みのことであるが，胆石由来の疼痛が胆石疝痛と命名されているにもかかわらず，疝痛を呈さず持続痛を呈することは押さえておきたい．なお，尿管結石の場合，閉塞部位が腎盂尿管移行部など近位の場合は持続痛となり遠位の場合に疝痛となって，痛みの性状が閉塞部位によって変化することにも注意する．

典型症例 ❶ ❷（87頁）の解説

　症例1・2ともに中年男性の短時間で発症した片側性，一過性の腰痛であるが，症例1は尿管結石，症例2は腹部大動脈瘤破裂の症例であった．病歴を掘り下げてみると，症例1では「じっとしていられない痛み」から体性痛，すなわち急性腰痛症の可能性が下がる．症例2では体動で悪化しない痛みから，急性腰痛症の可能性が低くなり，さらに vital sign は血圧と脈拍が逆転しており，いわゆるショックバイタルである．尿潜血は，症例1では陰性だが試験紙法の感度は80％，特異度は35％とされており，尿管結石でも5人に1人は陰性になりうる[12]．

　一方，腹部大動脈瘤破裂では血腫と腎動脈や腎臓，尿管との解剖学的位置関係に影響されて症例2のように血尿を呈することがある．尿管結石は高頻度疾患であるが，60歳以上の高血圧症患者における腹部大動脈瘤の有病率は4.1％と高く[13]，救急外来を受診した134人（平均72.4歳）の症候性腹部大動脈瘤患者のうち24例（18％）は初診時に尿管結石症と誤診され，24例のうち診断に5時間以上かかった14例は全員死亡したとする報告がある[14]．救急外来セッティングで高齢者の診断として尿管結石を疑ったときは，水腎症の評価に加えて，腹部大動脈を評価する目的に一度腹部エコーをあてることが望ましい．

　なお，尿管結石の典型例では20〜60分間激痛が続き，6時間以内の来院および6時間以内の持続時間のときにオッズ比が高くなるとされており[15]，1時間で痛みが消失した症例1は尿管結石症の典型例とは言えないが，尿管結石と診断できれば感染を合併しない限り，一般に良性の経過をたどる．ただし，一過性におさまったようにみえても，後に心肺停止（CPA）で運ばれてくる症例2のようなケースもあるため，体動で悪化しない腰背部痛には注意が必要である．

〈文　献〉

1) Chou R：Patient education：low back pain in adults（Beyond the Basics）
 UpToDate, Jul 2017.
2) 厚生労働省：平成25年国民生活基礎調査の概況．www.mhlw.go.jp/toukei/saikin/hw/k-tyosa/k-tyosa13/dl/16.pdf
3) Chou R, Qaseem A, Snow V, et al：Diagnosis and treatment of low back pain：a joint clinical practice guideline from the American College of Physicians and the American Pain Society. Ann Intern Med 2007；**147**：478-491.
4) Pengel LH, Herbert RD, Maher CG, et al：Acute low back pain：systematic review of its prognosis. BMJ 2003；**327**：323.
5) Deyo RA, Weinstein JN：Low back pain. N Engl J Med 2001；**344**：363-370.
6) 日本整形外科学会，日本腰痛学会（監），日本整形外科学会診療ガイドライン委員会，腰痛診療ガイドライン策定委員会（編）：腰痛診療ガイドライン2012．南江堂，2012．
7) Roudsari B, Jarvik JG：Lumbar spine MRI for low back pain：Indications and yield. AJR Am J Roentgenol 2010；**195**：550-559.
8) 高木　誠，箕輪良行，生坂政臣（編）：外来全科痛み治療マニュアル 第2版．三輪書店，2004；p6.
9) Simel DL, Rennie D：The rational clinical examination：evidence-based clinical diagnosis. JAMA evidence, NewYork, McGraw-Hill Proffessional, 2009；p76.
10) 小関一英（監訳）：急性腹症の早期診断—病歴と身体所見による診断技能をみがく．MEDSi，2004；p10.
11) 再掲文献8），p14
12) Bove P, Kaplan D, Dalrymple N, et al：Reexamining the value of hematuria testing in patients with acute flank pain.

J Urol 1999 ; **162** : 685-687.
13) Fukuda S, Watanabe H, Iwakura K, et al : Multicenter investigations of the prevalence of abdominal aortic aneurysm in elderly Japanese patients with hypertension : The AAA Japan Study. *Circ J* 2015 ; **79** : 524-529.
14) Borrero E, Queral LA : Symptomatic abdominal aortic aneurysm misdiagnosed as nephroureterolithiasis. *Ann Vasc Surg* 1988 ; **2** : 145-149.
15) Moore CL, Bomann S, Daniels B, et al : Derivation and validation of a clinical prediction rule for uncomplicated ureteral stone- the STONE score : retrospective and prospective observational cohort studies. *BMJ* 2014 ; **26** : 348 ; g2191.

第Ⅲ章-6 脳血管障害（脳梗塞）由来のしびれ

千葉大学大学院医学研究院 脳神経内科学
鵜沢顕之

ポイント

1. しびれをきたす疾患の中で，重要かつ緊急性を要する疾患として脳血管障害がある．
2. 脳血管障害に伴うしびれの場合，病歴聴取が重要である．
3. 突発発症で片側性の症状であれば脳血管障害を第一に考える．

典型症例 1　70歳代，女性

主訴	**右手・口のしびれ**
現病歴	来院当日の起床時に右手の親指と右口もとのしびれ感を自覚した．歩行もややふらつくような感じもあったが，気のせいだと思いそのまま様子をみていた．しかし，夕方になっても症状が改善しないため救急外来を受診した． 診察上，ごく軽度の右上下肢の運動失調，顔面を含む右半身の軽度感覚鈍麻，右顔面下部，右手掌のジンジンするようなしびれ感を認めた．胸部X線，心電図で異常は認めず，頭部MRI検査で左視床に拡散強調画像にて小病変を認め，MRAでは動脈硬化性変化は軽度で主管動脈の狭窄・途絶は認めなかった（図1）．左視床のラクナ梗塞の診断で同日緊急入院となった．抗血小板療法，リハビリが開始された．軽度の右口・右手親指のしびれ感は残存したものの症状は軽快し，日常生活に支障がない状態まで改善したため発症10日目に自宅退院となった．
既往歴	高血圧，2型糖尿病（内服加療中）

>>> 解説は本文最後

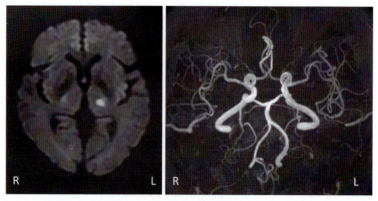

図1　症例1の頭部MRI拡散強調画像（左）およびMRA（右）所見

左視床に高信号病変を認める．MRAでは主幹動脈の描出は良好．

典型症例 ❷	60歳代，男性
主　訴	**右顔面のしびれ，ふらつき，飲み込みにくさ，しゃべりにくさ**
現病歴	来院前日の夜からなんとなく歩行時に右に傾くような感じはあったが，そのまま就寝した．来院同日の起床時より右顔面のしびれ感を感じ，朝食の際に飲み込みにくいことに気づいた．その後，しゃべりにくさも自覚し，症状が徐々に悪化したため救急外来を受診した．診察上，右ホルネル徴候（眼瞼下垂，縮瞳），嚥下障害，構音障害，カーテン徴候（咽頭後壁が左へ偏位），右上下肢運動失調，交代性感覚鈍麻（右顔面，左頸部以下の感覚鈍麻），右顔面のしびれ感を認めた．胸部X線，心電図で異常は認めなかった．頭部CT検査では病変は明らかではなかったが，頭部MRI検査の拡散強調画像，FLAIR画像にて右延髄外側に新規梗塞巣を認めた（図2）．MRAでは全体に動脈硬化性変化が強く，症状が進行性であったことからアテローム血栓性梗塞と診断した．同日緊急入院し，抗血小板療法，エダラボン投与，リハビリが開始となり，症状は徐々に改善した．リハビリ継続目的に発症30日目にリハビリ転院となった．
既往歴	糖尿病，高脂血症，高血圧症，狭心症（内服加療中）

▶▶▶ 解説は本文最後

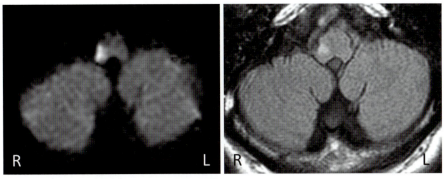

図2　症例2の頭部MRI拡散強調画像（左）およびFLAIR画像（右）所見
右延髄外側に高信号病変を認める．

1 脳卒中とは

　脳卒中とは動脈硬化や血栓塞栓によって脳の血管が閉塞することで起こる脳梗塞（ラクナ梗塞，アテローム血栓性梗塞，心原性脳塞栓症），血管が破綻する脳出血・くも膜下出血の総称である（図3）．日本の脳卒中の患者数は約118万人で年間医療費は1.7兆円となっており，年間約11.2万人が死亡（死亡原因の第4位）している（2014年，2015年厚生労働省調査）．脳卒中は介護が必要な原因疾患・寝たきりの原因疾患の第1位となっており，社会的にも重要な疾患である．脳卒中は高齢化やメタボリックシンドロームの増加に伴い，今後増加していく可能性がある．近年は脳梗塞に対する血栓溶解療法や血管内治療が普及してきており，早期診断が非常に重要で見逃してはいけない疾患である．

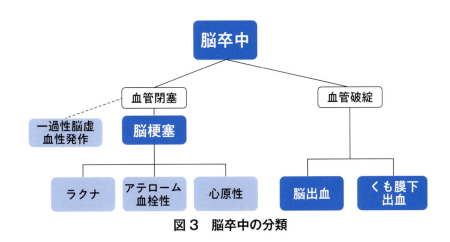

図3　脳卒中の分類

2 脳梗塞・一過性脳虚血発作を疑ったときの対応

 脳梗塞は進行することが稀ではなく，診断が確定すれば，即日専門家へコンサルトし早急に治療を開始することが重要である．虚血性心疾患同様，緊急疾患であるので，症状が軽度であっても後日に専門家の受診をさせるというのは避けるべきである．また，一過性に脳の血流が低下することで脳局所症状が出現する一過性脳虚血発作（transient ischemic attack；TIA）で来院時に症状が消失している場合も，その後に脳梗塞を発症するリスクがあるため脳梗塞同様の緊急対応が必要である．TIA後の脳卒中発症のリスクを予想するスコアとしてABCD^{2}スコア（表1）が広く知られており，最初の受診より2日以内に脳卒中を起こすリスクが，0～3点で1.0％，4～5点で4.1％，6～7点で8.1％と報告されている[1]．

 また画像で脳梗塞所見がはっきりしない場合やMRIが撮影できないような状況であっても，突発発症の病歴，診察所見で片側の症状や頸部より上の症状（顔面症状，球麻痺など）がある場合は，脳血管障害の可能性が高いので専門科へのコンサルトを検討すべきである．問診で重要なのは発症様式，発症時の状況（起床時，日中活動時など），症状進行の有無，動脈硬化のリスクファクターの有無（高血圧，糖尿病，脂質異常症，喫煙など），心房細動の有無などである．発症から間もない場合は，遺伝子組み換え組織型プラスミノゲンアクティベーター（recombinant tissue-type plasminogen activator；rt-PA）の適応になる可能性もあるので，さらに早急な対応と専門家へのコンサルトが必要である．

表1　ABCD^{2}スコア（文献1より引用改変）

項目	条件	点数
A（age）年齢	60歳以上	1点
B（blood pressure）血圧	収縮期140以上かつ／または拡張期90 mmHg以上	1点
C（clinical features）症状	片側の運動麻痺	2点
	麻痺を伴わない構音障害	1点
D（duration）症状の持続	60分以上	2点
	10～59分	1点
D（diabetes）糖尿病	あり	1点

3 rt-PAの適応

 脳梗塞に対する発症3時間以内のrt-PAの静脈内投与による急性期血栓溶解療法は，日本では2005年に認可された．その後，欧米での適応拡大に伴い，2012年に

適応外　（禁忌）	あり	なし
発症～治療開始時刻 4.5 時間超	☐	☐
※発症時刻（最終未発症確認時刻［　：　］　※治療開始（予定）時刻［　：　］		
既往歴		
非外傷性頭蓋内出血	☐	☐
1 カ月以内の脳梗塞（一過性脳虚血発作を含まない）	☐	☐
3 カ月以内の重篤な頭部脊髄の外傷あるいは手術	☐	☐
21 日以内の消化管あるいは尿路出血	☐	☐
14 日以内の大手術あるいは頭部以外の重篤な外傷	☐	☐
治療薬の過敏症	☐	☐
臨床所見		
くも膜下出血（疑）	☐	☐
急性大動脈解離の合併	☐	☐
出血の合併（頭蓋内，消化管，尿路，後腹膜，喀血）	☐	☐
収縮期血圧（降圧療法後も 185mmHg 以上）	☐	☐
拡張期血圧（降圧療法後も 110mmHg 以上）	☐	☐
重篤な肝障害	☐	☐
急性膵炎	☐	☐
血液所見		
血糖異常（＜ 50mg/dl，または＞ 400mg/dl）	☐	☐
血小板 100,000/mm³ 以下	☐	☐
血液所見：抗凝固療法中ないし凝固異常症において		
PT-INR ＞ 1.7	☐	☐
aPTT の延長（前値の 1.5 倍［目安として約 40 秒］を超える）	☐	☐
CT/MR 所見		
広汎な早期虚血性変化	☐	☐
圧排所見（正中構造偏位）	☐	☐

慎重投与（適応の可否を慎重に検討する）	あり	なし
年齢　　81 歳以上	☐	☐
既往歴		
10 日以内の生検・外傷	☐	☐
10 日以内の分娩・流早産	☐	☐
1 カ月以上経過した脳梗塞（とくに糖尿病合併例）	☐	☐
3 カ月以内の心筋梗塞	☐	☐
蛋白製剤アレルギー	☐	☐
神経症候		
NIHSS 値 26 以上	☐	☐
軽症	☐	☐
症候の急速な軽症化	☐	☐
痙攣（既往歴などからてんかんの可能性が高ければ適応外）	☐	☐
臨床所見		
脳動脈瘤・頭蓋内腫瘍・脳動静脈奇形・もやもや病	☐	☐
胸部大動脈瘤	☐	☐
消化管潰瘍・憩室炎，大腸炎	☐	☐
活動性結核	☐	☐
糖尿病性出血性網膜症・出血性眼症	☐	☐
血栓溶解薬，抗血栓薬投与中（とくに経口抗凝固薬投与中）	☐	☐
※　抗 Xa 薬やダビガトランの服薬患者への本治療の有効性と安全性は確立しておらず，治療の適否を慎重に判断せねばならない．		
月経期間中	☐	☐
重篤な腎障害	☐	☐
コントロール不良の糖尿病	☐	☐
感染性心内膜炎	☐	☐

＜注意事項＞
1. 一項目でも「適応外」に該当すれば実施しない．
2. 一項目でも「慎重投与」に該当すれば，適応の可否を慎重に検討し，治療を実施する場合は患者本人・家族に正確に説明し同意を得る必要がある．
3. 「慎重投与」のうち，下線をつけた 4 項目に該当する患者に対して発症 3 時間以降に投与する場合は，個々の症例ごとに適応の可否を慎重に検討する必要がある．

図 4　rt-PA 静注療法のチェックリスト

〔日本脳卒中学会脳卒中医療向上・社会保険委員会：rt-PA（アルテプラーゼ）静注療法適正指針 第 2 版．脳卒中　2012；34：444-480 より〕

治療可能時間が発症4.5時間まで延長された．治療の適応は適正治療指針のチェックリスト(図4)[2]を用いて判断する．その際，NIHSS（National Institute of Health Stroke Scale）(表2)[3]による重症度評価も必要である．rt-PAは施設基準を満たした施設のみで投与が可能である．

rt-PA療法は有効性が非常に高い治療法であるが，この治療の適応となる患者は決して多いとは言えず，全脳梗塞患者の約5％程度と言われている．今後，血栓溶解療法の適応患者数を増やすためには，来院の遅延防止，来院から治療開始までの時間短縮，発症時刻不明患者への適応拡大，治療可能時間の長い新規薬剤の開発などが必要である．rt-PAは発症時刻から4.5時間以内の症例が適応になるが，発見時刻ではなく発症時刻という点に注意しなければな

表2　NIHSS（文献3より引用改変）

項目	スコア	
意識レベル	0＝覚醒 1＝簡単な刺激で覚醒	2＝反復または強い刺激で覚醒 3＝無反応
意識レベル 質問	0＝2問正答 1＝1問正答	2＝2問誤答
意識レベル 従命	0＝両方可 1＝片方可	2＝両方不可
注視	0＝正常 1＝部分的注視麻痺	2＝完全注視麻痺
視野	0＝視野欠損なし 1＝部分的半盲	2＝完全半盲 3＝両側性半盲
顔面麻痺	0＝正常 1＝軽度の麻痺	2＝部分的麻痺 3＝完全麻痺
左腕	0＝下垂なし（10秒間保持可能） 1＝10秒以内に下垂 2＝重力に抗するが10秒以内に落下	3＝重力に抗する動きがみられない 4＝全く動きがみられない
右腕	0＝下垂なし（10秒間保持可能） 1＝10秒以内に下垂 2＝重力に抗するが10秒以内に落下	3＝重力に抗する動きがみられない 4＝全く動きがみられない
左脚	0＝下垂なし（5秒間保持可能） 1＝5秒以内に下垂 2＝重力に抗するが5秒以内に落下	3＝重力に抗する動きがみられない 4＝全く動きがみられない
右脚	0＝下垂なし（5秒間保持可能） 1＝5秒以内に下垂 2＝重力に抗するが5秒以内に落下	3＝重力に抗する動きがみられない 4＝全く動きがみられない
運動失調	0＝なし 1＝1肢にあり	2＝2肢にあり
感覚	0＝正常 1＝軽度-中等度の障害	2＝高度の障害
言語	0＝正常 1＝軽度-中等度の失語	2＝高度の失語 3＝無言または全失語
構音障害	0＝正常 1＝軽度-中等度の障害	2＝重度の障害
消去・無視	0＝正常 1＝軽度-中等度の障害	2＝高度の障害

らない．

4 おわりに

　しびれを起こす疾患は多くあるが，特に注意すべき疾患として脳卒中がある．脳血管障害に伴うしびれの場合，病歴聴取が非常に重要であり，特に突発性の発症が特徴である．また症状として，顔面を含む片側性の症状を呈することが多い．症状はしびれのみのこともあれば，ほかの症状を伴うこともある．脳卒中のうち，脳塞栓症，脳出血は突発発症で症状も突発完成型のことが多い．脳血栓症も突発発症であるが，数日進行することもある．しかし週単位以上の進行，両側性や分節性のしびれや症状を呈することは稀である．病歴で脳卒中を疑うことができれば，診察所見，画像所見（特にMRI拡散強調画像）とあわせれば診断は比較的容易である．

典型症例 1 （95頁）の解説

　症例1は高血圧，2型糖尿病の既往がある高齢者が突発発症の片側性のしびれを主訴に来院した．ラクナ梗塞や動脈硬化性変化に伴うアテローム血栓性脳梗塞は起床時発症が多く，脳出血，心原性塞栓症は日中活動時に多いのが特徴であり，発症時の状況を問診でよく確認する必要がある．症例1は動脈硬化のリスクファクターを有し，起床時に発症していること，症状が片側性で比較的軽度であることからラクナ梗塞が疑われ，MRIで確定診断となった．視床病変では対側のしびれ，感覚障害，運動失調などを呈することがあり，本症例の症状と一致する．鑑別は末梢神経障害や頸椎病変に伴うしびれ，ふらつきであるが，口にもしびれがあったこと，発症が突発であることから可能性は低いと考えられる．

　脳卒中においては，主に視床の障害によって異常感覚（しびれ）が出現しうる．視床のVPM核（nucleus ventralis posteromedialis parbocellularis；後内側腹側核），VPL核（nucleus ventralins posterolateralis；後外側腹側核）は感覚機能に重要な部位で，頭頂葉皮質へ3次感覚ニューロンを投射している．脳卒中に伴うしびれでは，純粋感覚性脳卒中（pure sensory stroke）を知っておくと役に立つ．視床病変（VPM核，VPL核）により生じ，顔面を含む片側の感覚障害を呈し他覚的感覚障害は伴わないこともある．異常感覚は障害部位によって変化し，顔面，上下肢の一部のみで異常感覚を呈することもある（図5）．手口感覚症候群ではVPLとVPMの境界部，偽性根神経型感覚障害はVPL核の病変によって生じ，これは視床感覚核内の身体部位局在によると考えられている．純粋感覚性脳卒中の頻度は脳卒中の5％程度，ラクナ症候群の17％程度であり[4]，予後は比較的良好とされている．

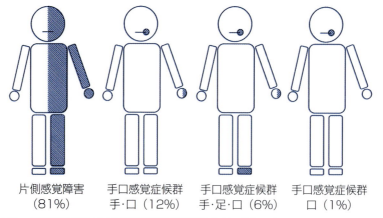

図5　視床病変による純粋感覚性脳卒中のパターン（文献4より引用改変）

　上記のように，視床病変でも脊髄や末梢神経障害と似たような所見を呈することは稀ながら存在するが，他疾患を鑑別するうえで最も重要なのは経過である．問診上，突然発症であれば脳卒中を鑑別上位に考える必要がある．

典型症例 2 （96頁）の解説

　症例2は動脈硬化のリスクファクターを多く有する高齢者が突発発症のふらつき，球麻痺，顔面のしびれ感を主訴に来院した．症状は時間単位で進行しておりアテローム血栓性脳梗塞が疑われた．延髄外側の脳梗塞はWallenberg症候群と呼ばれ，延髄外側の障害によって外側脊髄視床路，三叉神経脊髄路およびその核が障害されるため，病変側の顔面の感覚障害，小脳性運動失調，ホルネル症候群（縮瞳・眼瞼下垂・発汗低下），咽頭喉頭の麻痺および対側の頚部以下の感覚障害（交代性感覚障害）といった特徴的な神経症状を呈し，症例2の症状と一致する．Wallenberg症候群の知識がないとやや判断に迷うかもしれないが，球麻痺，顔面を含む片側性で突発性の症状であり，脳卒中を鑑別上位に考えるべき症例である．

　脳卒中に伴う感覚障害・しびれは視床病変，脳幹病変以外でも，視床からのニューロンが投射されている頭頂葉皮質の障害やその経路の大脳白質障害の障害でも生じうる．脳卒中後のしびれに対してはビタミンB12製剤，三環系抗うつ薬，プレガバリン，カルバマゼピン，トラマドールなどが使用されるが十分に効果が得られないこともあり，症状が後遺することも多い．

〈文　献〉

1) Johnston SC, Rothwell PM, Nguyen-Huynh MN, et al：Validation and refinement of scores to predict very early stroke risk after transient ischaemic attack. *Lancet*　2007；**369**：283-292.
2) 日本脳卒中学会脳卒中医療向上・社会保険委員会：rt-PA（アルテプラーゼ）静注療法適正指針 第2版．脳卒中　2012；**34**：444-480.
3) Lyden P, Brott T, Tilley B, et al：Improved reliability of the NIH Stroke Scale using video training. NINDS TPA Stroke Study Group. *Stroke*　1994；**25**：2220-2226.
4) Arboix A, García-Plata C, García-Eroles L, et al：Clinical study of 99 patients with pure sensory stroke. *J Neurol* 2005；**252**：156-162.

第Ⅲ章 症例でみる痛み・しびれの実際

第Ⅲ章 -7

脳血管障害（出血性脳卒中）由来のしびれ

千葉大学医学部附属病院 脳神経外科/包括的脳卒中センター　小林英一

① 脳血管障害由来のしびれには，numbness, tingling, buzzing, picking, formication, dysesthesia, paresthesia など様々な表現があり，用語の混乱もみられるため，具体的な症状を明記するのが望ましい．

② 出血性脳卒中由来のしびれの責任病変として，大脳皮質（一次感覚野）と上視床放線，視床，脳幹が考えられ，それぞれ特徴的な症候を呈する．

③ 脳出血の再発予防では，血圧を 140/90mmHg 未満にするよう勧められる．MRI の T2* 強調画像で microbleeds を認める場合は，より厳格な血圧コントロールを考慮する．

1 はじめに

　しびれは，他覚的検査では評価できない自覚的な感覚障害の総称であり多彩な症状を含む．ピリピリ，ジンジン，チクチク，ヒリヒリ，痛かゆいなどと積極的な自発感覚を表現することもあれば，薄皮を被ったようにと感覚低下を示唆する表現もある．"しびれ"は主として運動麻痺を指す場合に用いられるが，患者は感覚障害と運動障害を混同して使用している場合があり，正確な問診が重要である．英語圏では，numbness, tingling, buzzing, picking, formication などと表現され，触覚過敏 (hyperesthesia)，触覚鈍磨 (hypesthesia)，触覚消失 (anesthesia) が含まれる．

　また，異常感覚は自発的に生じる異常な自覚的感覚で，錯感覚は外界から与えられた感覚刺激とは異なった種類の感覚を生じる場合を指す．例えば触覚刺激を痛みや冷感に感じる場合である．異常感覚と錯感覚は dysesthesia と paresthesia と表現されてきたが，まったく逆の使用をする場合もあり混乱の原因になっている．カルテや論

文では具体的な症状を明記することが望ましい．そもそも，触覚，痛覚，温度覚，振動覚などは正確に区別することが困難な場合も多く，複数の受容体が同時に刺激されている場合もあるため，厳密な区別は無意味である．異痛症（allodynia）は通常では刺激とならない程度で強い痛みを生じる場合を指し，灼熱痛（causalgia）は焼けるような不快な痛みを指す．

脳血管障害，とりわけ重篤な出血性脳卒中では麻痺，失語症，視野障害などの症候が前面に出て，しびれが主体となることは少なく，また認知機能障害や意識障害のためしびれを正確に訴えられない状態も多い．脳卒中の代表的重症度評価スケールであるNIHSS（National Institute of Health Stroke Scale 1994年版）では，昏睡患者の感覚障害は自動的に最重症の2点とするとされている．

本稿では，脳血管障害，特に出血性脳卒中に関連したしびれに関して概説する．

2 脳血管障害由来のしびれの機序

皮膚，粘膜，皮下組織，腱，筋肉，骨膜に分布している末梢神経の感覚受容体からの刺激は，最終的に視床から大脳皮質一次感覚野（中心後回，ブロードマン領野3, 1, 2）と感覚連合野（上・下頭頂小葉）に至る．この過程で，神経伝導路に損傷や圧迫を生じると異常発火が生じ，しびれとして感知される．

四肢体幹の一般感覚の経路には，以下の3経路が存在する（図1）．

1）痛覚と温度覚に関与する外側脊髄視床路（lateral spinothalamic tract）：脊髄

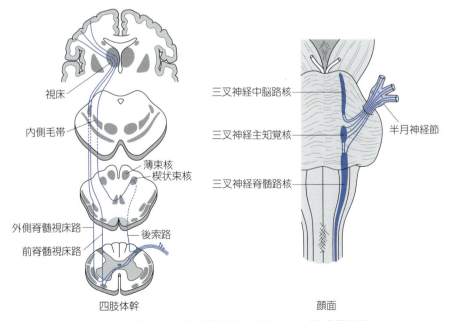

図1　四肢体幹一般感覚経路と顔面の一般感覚経路

後根から脊髄後角内の感覚細胞に連絡し，中心管前方を通過して反対側の側索を上行し視床に終止．

2）粗大触覚に関与する前脊髄視床路（anterior spinothalamic tract）：脊髄後根から脊髄後角内の感覚細胞に連絡し，中心管前方を通過して反対側の前索を上行し視床に終止．

3）粗大／微細触覚および位置覚，振動覚などの深部覚に関連する後索と内側毛帯（medial lemniscus）：後角に入らず同側後索内を上行し，延髄背側の薄束核と楔状束核（nucleus gracillis, cuneatus）に終止し神経線維を乗り換え視床に至る．2点識別覚や材質，大きさ，形状などを識別する触覚もこの経路を通る．

顔面の一般感覚経路には三叉神経が関与し，半月神経節（Gasser ganglion）からの感覚枝は3つの神経核を経由する通路があり，おおまかには以下の感覚を担う（図1）．

1）痛覚と温度覚に関与する三叉神経脊髄路核（spinal trigeminal tract & nucleus）

2）触覚に関与する三叉神経主知覚核（main or chief sensory nucleus）

3）深部覚に関与する三叉神経中脳路核（mesencephalic tract）

四肢体幹の一般感覚は視床の後外側腹側核（VPL核）に，顔面からの一般感覚は視床の後内側腹側核（VPM核）に終止しこの2つは隣接している．このため，この境界領域のラクナ梗塞や小出血などで反対側の口周囲と手にしびれを生じることがあり，手口感覚症候群（cheiro-oral syndrome）として知られている．

3 出血性脳卒中由来のしびれの局在診断と血管支配

血性脳卒中由来のしびれの責任病変として，①大脳皮質（一次感覚野）と上視床放線，②視床，③脳幹が考えられる．

A．大脳皮質（一次感覚野）と上視床放線

頭頂葉の一次感覚野の障害では反対側の皮質性感覚障害（しびれ，違和感）を生じるが，その程度は軽く，感覚消失を生じることはないとされる．感覚消失があれば皮質下の障害を考えるべきで，視床から一次感覚野への上視床放線（superior thalamic radiation）の関与が示唆される．この部の障害では視床痛のような激しい疼痛（suprathalamic pain）が生じることが知られている．また，同部の感覚障害の特徴として，反対側の2点識別覚や材質，大きさ，形状，重さなどを識別する感覚が障害され，例えば手になぞられた図形や文字が認識できなくなり（graphesthesia），左右対称な部位の同時刺激で一方を認識できない（sensory extinction）などの症状が生じる．

一次感覚野後方に近接する頭頂葉連合（上・下頭頂小葉）の障害を伴っている場合も多く，多彩な頭頂葉症候群を呈する．半側空間無視などの視空間失認，Gerstmann症候群（手指失認，左右失認，失書，失算），伝導失語，構成失行や着衣失行な

ど各種失行が代表的な症状である．半側空間無視や着衣失行は非優位半球の障害で通常出現する．

頭頂葉の血流は，主として中大脳動脈の分枝である前・後頭頂動脈（anterior & posterior parietal artery）によって支配され，頭頂後頭動脈（parieto-occipital artery）や角回動脈（angular artery）なども関与する．この部の皮質下出血や脳梗塞ではその局在と大きさに応じて，前述のようなさまざまな症状が出現しうる（図2）．またこの部の脳動静脈奇形や海綿状血管腫，脳腫瘍などでは，てんかんにより反対側の四肢や体幹にビリビリ感や知覚鈍麻が生じることがある（部分感覚発作）．くも膜下出血は通常突然の強い頭痛で発症するが，ごく少量のくも膜下出血では頭部の違和感やしびれを訴える程度であることがあり注意を要する（図3）．小児もやもや病では麺類をフーフーしている最中に，過換気により脳血管収縮を誘発し，脳血流低下から四肢または半身のしびれを訴えることがあり初期症状として重要である（図4）．

B．視　床

視床は嗅覚以外のすべての感覚の中継核で，前述したとおり四肢体幹の一般感覚は視床のVPL核に，顔面からの一般感覚はVPM核に伝達され一次感覚野に投射される（図5）．機能が狭い範囲に集約しており，

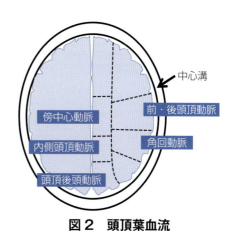

図2　頭頂葉血流

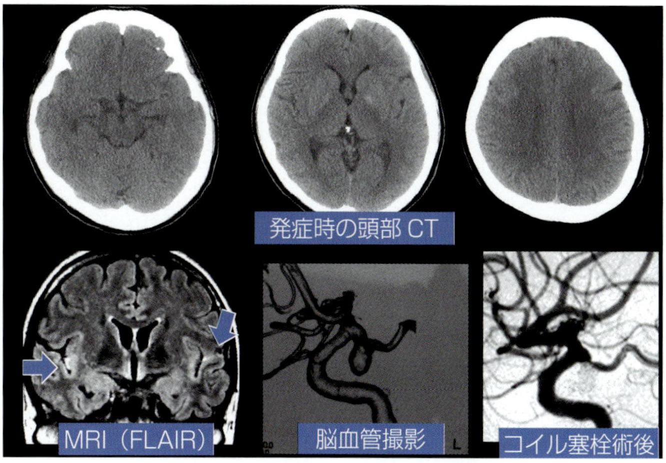

図3　少量のくも膜下出血
30歳代の女性．偏頭痛の既往があったが，今までと異なる頭部のしびれと違和感を自覚し，独歩で来院．頭部CTではくも膜下出血は明らかでなかったが，MRI（FLAIR）冠状断にて両側シリビウス列に少量のくも膜下出血（➡）が指摘された．血管撮影で内頸動脈瘤が発見され，同日コイル塞栓術を施行した．

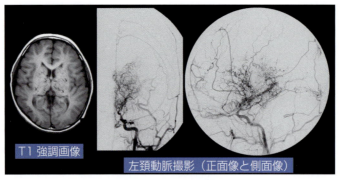

図4　もやもや病

12歳女児．ラーメンを食べる際にフーフー息を吐いて麺を冷ましていたところ，両手のしびれと脱力が出現．頭部MRI（T1強調画像）にて，両側大脳基底核を中心に顕著なflow voidを認め，もやもや血管が示唆された．脳血管撮影にて，両側内頚動脈遠位部での閉塞所見ともやもや血管を認め，もやもや病と診断された．後日，両側の血行再建術を施行し現在は無症状で安定している．

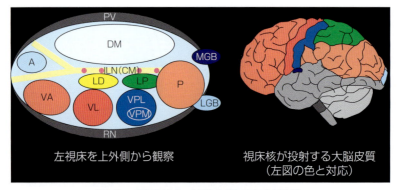

図5　視床核と大脳皮質の投射部位

（視床核と同じ色が大脳皮質の投射部位に相当）

青で示した後外側腹側核（VPL）と後内側腹側核（VPM）は中心後回の一次感覚野に，上視床放線を介して投射している．

A：前核群　DM：背内側核　PV：室傍核　CM：中心内核　RN：網様核　LD：背側外側核　LP：後外側核　P：視床枕　VA：前腹側核　VL：外側腹側核　LGB：外側膝状体　MGB：内側膝状体

出血による障害では，一般に反対側のすべての感覚障害を伴い深部覚も強く障害される．

視床に限局する小出血では頭痛と嘔吐に加え対側の感覚障害が主体だが，内側に進展すると脳室内出血により頭蓋内圧亢進症状と水頭症が出現し，外側に進展すると対側片麻痺が出現する．下方に進展すると水平注視障害，後退眼振，斜偏視，上方注視麻痺（Parinaud sign），縮瞳，Argyll-Robertson瞳孔など多様な眼症状が加わる．優位半球病変では，自発言語減少，錯語，失名詞を伴う視床性失語（thalamic aphasia）を呈するが理解や復唱は保たれることが多い．非優位半球病変では，半側空間無視，病態失認などの視床性失認（thalamic agnosia）が生じやすい．視床の前・内側病変ではしばしばthalamic

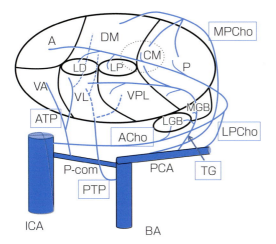

図6 視床の栄養動脈

amnesiaと呼ばれる記憶障害が出現する．

反対側の刺激で不快感を伴う激痛を訴える痛覚過敏（hyperpathia），自発的な耐えがたい激痛が生じる視床痛（thalamic pain），前述の手口感覚症候群などが知られている．

視床に関与する動脈は，下方群，後方群，上方群に分類される．下方群としては後交通動脈から分岐するanterior thalamoperforating artery（thalamotuberal artery）と後大脳動脈P1部からのposterior thalamoperforating arteryがあり，後方群としては後大脳動脈P1-2部から起始するthalamogeniculate arteryとmedial & lateral posterior choroidal arteryがある．上方群としては，内頸動脈から分岐するanterior choroidal arteryと前述のposterior choroidal arteryが該当する．そのほか，後大脳動脈皮質枝のcingulothalamic arteryとsplenothalamic arteryも関与する（図6）．

これらの責任血管と出血の局在および予後には関連性が報告されている．Anterior thalamoperforating arteryからの出血では前方型となり，脳室穿破した場合は側脳室前角である場合が多く，血腫が小さく予後良好な例が多い．Posterior thalamoperforating arteryからの出血では後内側型となり，脳室穿破し脳室内出血となりやすく，出血が多いと頭蓋内圧亢進症状と水頭症になりやすい．出血の多くが脳室内に穿破すると，かえって脳実質損傷が少なくてすむ場合もあるが，逆に本動脈は中脳腹側も灌流するため，この部位まで影響が及ぶと重症化しやすくなる．Thalamogeniculate arteryからの出血は後外側型となり，すぐ外側に内包後脚が位置するため片麻痺を生じやすく，視床性失語や視床性失認も出現しやすい（図7）．Medial & lateral posterior choroidal arteryの破綻では，背側型の出血を呈し上方の深部白質に進展しやすいが，血腫が大きくなることは比較的少ない．どのタイプも大型化すると広範型となり視床全体のみならず周辺組織を破壊する．死亡率が高いのは後内方型と広範型（各54％と77％）で，障害率が高いのは後外方型，背側型（各35％，41％）と報告されている[1]．

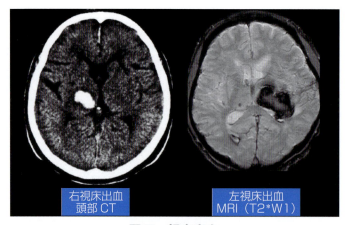

図7 視床出血

左：60歳代男性．発症時頭部CT．後外側型が疑われた右視床出血で，内包後脚に一部進展している．顔面を含む左半身のしびれと軽度左片麻痺を認めた．
右：50歳代男性．発症2日後の頭部MRI（T2*強調画像）．血腫は左視床から内包を穿破し大脳基底核まで達している．左半身の不快感を伴うしびれとともに小脳失調，左片麻痺，失語症（thalamic aphasia），複視，深部覚障害など多彩な症状が出現した．T2*強調画像は微小出血を含め出血部の局在診断に有用である．

近傍の被殻出血急性期では，一側の体表の刺激が反対側の対称部位に感じる現象が知られており知覚転位（allesthesia）と呼ばれる．

C. 脳　幹

脳幹では感覚線維線以外にさまざまな神経核と神経線維が密集しており，感覚障害のみの症状は稀で多彩な症状（各脳神経麻痺，運動障害，小脳失調，自律神経障害など）を呈することが多い．病変が大きくなると意識障害を呈し正確な感覚障害の評価は不可能となる．橋下部から延髄の限局した病変では，ある種の感覚は障害され，ほかの感覚は温存される感覚解離（sensory dissociation）が生じうるが，中脳病変では顔面を含む半身の全感覚障害の形をとる．感覚解離の代表的なものに延髄外側症候群（Wallenberg症候群）があり，典型的には病側顔面と健側半身に温痛覚障害を認めるが触覚は保たれている．椎骨動脈の解離性脳動脈瘤や延髄の穿通枝梗塞で認められ，感覚障害は前記以外さまざまなパターンが認められる．

4 脳出血の治療方針

わが国の脳卒中治療ガイドライン2015[2)]では，"脳出血の部位に関係なく，血腫量10 m*l*未満の小出血または神経学的所見が軽度な症例は手術を行わないよう勧められる（グレードD）"と明記されている．逆に，"意識レベルが深昏睡（Japan Coma Scale；JCSでⅢ-300）の重症例には血腫除去を勧める根拠がない（グレー

ド C2)"と記載されている．特に視床出血に関しては，"急性期の治療としての血腫除去は科学的根拠がないので勧められない（グレード C2）．血腫の脳室内穿破を伴う場合，脳室拡大の強いものには脳室ドレナージ術を考慮してもよい（グレード C1)"とされており，視床出血に対する外科治療の適応は極めて限定的である．

2010 年に改訂された米国 AHA／ASA のガイドライン[3]でも，テント上脳出血に対する超急性期の血腫除去術の有用性に関して機能予後および生命予後の点で明らかなエビデンスがなく，かえって再出血のリスクを高める危険性があると述べている．最近では，限られた症例で神経内視鏡を用いて側脳室内から血腫除去が行われている．

脳出血急性期の早期手術の有用性を検討した多施設大規模試験 International Surgical Trial in Intracerebral Haemorrhage (STICH)[4]では，発症後 72 時間以内のテント上脳出血患者のうち，最大径 2 cm 以上かつ Glasgow Coma Scale（GCS）が 5 点以上で，脳外科医が手術と保存的治療の選択に迷う 1,033 症例が，無作為に早期手術治療と初期保存的治療に割りあてられた．結果は，6 カ月後の GCS 転帰良好率，死亡率，modified Rankin scale, barthel index において両群に有意差は認められなかった．注目すべきは初期保存的治療に振り分けられた 530 例中 140 例（26％）に対して，神経症候悪化や再出血などの理由で手術が行われていたことである．初期治療として内科管理を選択しても，外科治療ができる体制で経過観察すべきことは論を待たない．再出血や脳浮腫により，脳ヘルニア徴候を呈してきた場合や水頭症の進行を認める場合は可及的早期に外科治療を考慮すべきである．

脳出血の再発予防に関しては血圧のコントロール不良例での再発が多いため，再発予防のために血圧を 140/90 mmHg 未満に，可能であれば 130/80 mmHg 未満にコントロールするよう勧められている[2]．特に MRI の T2＊強調画像で microbleeds を認める例では，より厳格な血圧コントロールを行うことを考慮してもよい（グレード C1）．

〈文　献〉

1) Chung CS, Caplan LR, Han W, et al：Thalamic haemorrhage. *Brain*　1996；**119**：1873-1886.
2) 日本脳卒中学会脳卒中ガイドライン委員会（編）：脳卒中治療ガイドライン 2015．協和企画，2015；pp240-243.
3) Morgenstern LB, Hemphill JC Ⅲ, Anderson C, et al：Guidelines for the management of spontaneous intracerebral hemorrhage：a guideline for healthcare professionals from the American Heart Association/American Stroke Association. *Stroke*　2010；**41**：2108-2129.
4) Mendelow AD, Gregson BA, Fernandes HM, et al：Early surgery versus initial conservative treatment in patients with spontaneous supratentorial intracerebral haematomas in the International Surgical Trial in Intracerebral Haemorrhage (STICH)：a randomised trial. *Lancet*　2005；**365**：387-397.

第Ⅲ章 症例でみる痛み・しびれの実際

第Ⅲ章 -8

ニューロパチーに伴うしびれ

千葉大学大学院医学研究院 脳神経内科学　三澤園子

point
ポイント

1. しびれをきたすニューロパチーで，最も有病率が高いのは糖尿病性ニューロパチーである．
2. ニューロパチーの鑑別においては，病歴聴取による発症様式と臨床症状の分布の把握が最も重要である．
3. ニューロパチーを疑うべきかすぐには判断がつかない場合は，症状が進行した際に，神経内科への紹介を検討する．

典型症例 ①	36歳，男性	職業：美容師
主訴	**両手先のしびれ，ハサミがうまく使えない**	
現病歴	X年7月，両手先のしびれ感を感じるようになりハサミを使うなど細かい手の動作がしにくくなった．同年9月，パーマのロットを巻くときに腕の重さを感じるようになった．仕事中に立ち続けるのがつらく何度も座って休むようになった．同年10月，階段を昇るときに膝折れするようになった．両足先にもしびれを感じるようになった．	
既往歴・家族歴	特記事項なし．	
生活歴	アルコールは機会飲酒．	
神経学的所見	四肢の近位筋を含む対称性筋力低下．四肢腱反射消失．両側内踝で振動覚低下．	

▶▶▶ 解説は本文最後

典型症例 ②	48歳，女性
主訴	**右足の甲のしびれ・痛み，右足首が動かない**
現病歴	もともと腰痛持ちで整形外科に通院していた．X年4月20日，右下腿前面から足背にかけてのしびれと痛みを自覚．同月22日，左小指のしびれ感とペットボトルの蓋を開けにくいことに気づいた．同月25日になり右つま先が持ち上がらなくなり，かかりつけの整形外科を受診．
既往歴	気管支喘息
一般身体所見	右下腿に紫斑
神経学的所見	左尺骨神経，右総腓骨神経領域の痛覚低下と筋力低下．

>>> 解説は本文最後

1 はじめに

　ニューロパチーはさまざまな原因により生じ，しびれの主要な原因の一つとなる．一方で，ニューロパチーの多くは稀少疾患であり専門医以外にはなじみが少なく，苦手意識やいたずらな不安を持たれやすい．本稿のテーマは，ニューロパチーを原因としたしびれの鑑別と専門医への適切な紹介である．非専門医の実際的な外来診療を念頭に各疾患の詳細に注目するより，外来で効率よく的確にマネジメントするための考え方という観点から解説する．また，糖尿病は有病者数が増加の一途をたどっており，いずれの診療科においても糖尿病性ニューロパチーの合併例を必ず経験し，そのマネジメントが時に問題となることがある．そのため，単独で項を起こし，日常診療において非専門医が押さえるべきポイントをまとめる．

2 しびれを生じるニューロパチーにはどのような疾患があるか

　種々のニューロパチーにおいてしびれを呈するのは，末梢感覚神経が障害される疾患である．しびれを生じうるニューロパチーについて表1にまとめる．実際的な観点から，有病率が非常に低くかつ診断の遅れが大きな問題となりにくい疾患はあえて除いている．

　糖尿病性ニューロパチーは高血糖による末梢神経の代謝障害や微小血管障害などに基づき生じる．アルコールや一部の薬剤は神経毒性を有する．神経毒性を有する一般的な薬剤としては，いわゆる抗がん剤（白金製剤やタキサン，ビンカアルカロイドなど）が挙げられる．ギラン・バレー症候群

表1 臨床症状分布と発症様式に基づくニューロパチーの分類

発症様式	臨床症状	
	多発神経障害	多発単神経障害
急性	ギラン・バレー症候群	血管炎性ニューロパチー
慢性	糖尿病・アルコール性・薬剤性（抗がん剤など） 典型的 CIDP シャルコー・マリー・トゥース病 アミロイドーシス	CIDP（多発単神経障害型）

CIDP：chronic inflammatory demyelinating polyneuropathy（慢性炎症性脱髄性多発根ニューロパチー）

や慢性炎症性脱髄性多発根ニューロパチー（chronic inflammatory demyelinating polyneuropathy, 以下 CIDP）は自己免疫による末梢神経疾患である．シャルコー・マリー・トゥース病は遺伝性のニューロパチーで，最も多い病型は1型と呼ばれ脱髄を生じる．アミロイドーシスには遺伝に基づくもの，形質細胞異常に基づくものなど複数の病型が含まれる．いずれも異常なアミロイドが産生され沈着することにより，ニューロパチーをはじめ多彩な全身症状をきたす．血管炎は各種血管に対する自己免疫異常に基づく複数の疾患が含まれるが，神経障害を生じる代表的疾患は好酸球性多発血管炎性肉芽腫症や顕微鏡的多発血管炎，結節性多発動脈炎である．末梢神経の栄養血管に炎症が及ぶことにより虚血によるニューロパチーをきたす．

表に整理するといくつかのことがわかる．第1に日常診療で遭遇しうる，積極的に診断すべき疾患の数はそもそもそれほど多くない．糖尿病，アルコール，薬剤によるニューロパチーは有病者数が非常に多いが，そのほかの疾患はいわゆる稀少疾患である．具体的にはシャルコー・マリー・トゥース病（有病率10.8／10万人），ギラン・バレー症候群（年間発症率1.15人／10万[1]），CIDP（有病率1.61／10万人[2]）などである．したがって，ポイントを押さえれば見逃しを常時危惧する必要はないことがわかる．第2にニューロパチーは，臨床症状の分布と発症様式に基づき整理することができる．この分類を参考にすれば鑑別すべき疾患を容易に想定することが可能になる．

3 どのような臨床症状を呈するか

ニューロパチーの臨床症状は「多発」と「多発単」ニューロパチーの2つに大きく分類できる（表1）．前者は対称性の臨床症状を呈する．後者は複数の単神経障害が併存する臨床症状を呈する．

多くの多発ニューロパチーでは背景の全身性の異常に基づき，長い神経の先端から障害が進展するため，対称性の四肢遠位優位のしびれ・筋力低下を呈するのが一般的である（glove & stocking型）．全身性の異常とは，具体的には糖尿病による高血糖，神経毒性を有する物質への曝露，異常なア

ミロイドの沈着やびまん性の遺伝的な髄鞘形成不全などである．一方で，ギラン・バレー症候群や典型的CIDPのような免疫介在性の疾患では，免疫学的に脆弱な神経根と神経終末から障害が始まる．病変は神経の遠位（神経終末）だけでなく近位（神経根）にもびまん性に分布するため，「近位」を含む対称性の四肢のしびれ・筋力低下を呈する[3]．そのほか，多発ニューロパチーでは四肢の腱反射の低下～消失，遠位優位の感覚低下を認める．

一方，多発単ニューロパチーの臨床像は血管炎の場合，炎症による支配血管の閉塞などがランダムに生じることに基づく．したがって，臨床的には障害を受けた末梢神経の支配領域のしびれと筋力低下，腱反射の低下や感覚低下を呈する．

4 実際の鑑別の進め方

ニューロパチーの診断において最も大切なのは病歴聴取である．患者が訴える「しびれ」という言葉には時にさまざまな症状が含まれる．「しびれ」という主訴が示す症状が感覚神経に基づく症状なのか，運動障害を指すのかについて，鑑別を適切に進めていくにあたり，まず確認すべきである．次に，表1を参考に発症様式と症状の分布・既往歴・生活歴・家族歴を聴取することで8～9割の例では，診断をある程度想定できる（図1）．ギラン・バレー症候群では，下痢や上気道感染などの先行感染のエピソードを数日～数週前に伴うことが多い．血管炎では，紫斑などの皮疹や発熱，倦怠感などの全身症状を伴うことがあり参考となる．病歴聴取の後，診察により症状の分

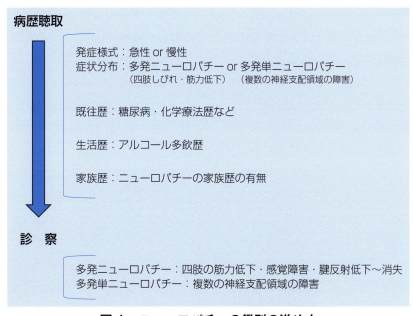

図1　ニューロパチーの鑑別の進め方

布を確認する．本稿冒頭に典型例として代表的な症例を例示し鑑別の実際について示した（解説は本文最後）．

5 専門医への紹介のポイント

　ニューロパチーが原因となりうるしびれで専門医へ紹介が必要になる状況は，大きく分けて3つが想定される．

　第1に，しびれの原因としてなんらかのニューロパチーが疑われるが，診断がつかない場合である．つまり，本稿で稀少疾患として取り上げたギラン・バレー症候群，CIDP，血管炎などの可能性が考えられる場合である．前述のような要領で，初診時に上記疾患を疑った場合はすぐに専門医に紹介するであろう．

　しかし，初診時にはすぐに鑑別できない場合も少なくない．その際，専門医へ紹介する基準を一言であらわすと当然のことかもしれないが，「症状が進行する際に紹介する」とまとめられる．外来でしばらく経過観察を行い，進行する場合に専門医への紹介を考慮する．もしくは，症状が悪くなるようなら専門医へ紹介するので再来するように患者に伝える．紹介を考えるタイミングは進行速度に依存する．日単位で進行する血管炎やギラン・バレー症候群では，診断の遅れが生命に関わることもあるため，進行を確認した時点で即日の紹介を検討する．ギラン・バレー症候群では数時間の経過で呼吸筋の高度麻痺を呈することもある．それ以外の疾患については発症から初診までの進行のスピードに応じて数週～数カ月の経過で増悪傾向を認める場合に紹介を検討する．紹介先は，血管炎が疑われる場合には，アレルギー・膠原病内科か神経内科へ，そのほかの疾患が疑われる場合は神経内科への紹介を考慮する．

　第2に，糖尿病や薬剤性のニューロパチーであることが病歴からは想定されるが，典型的ではない症状がある場合，もしくは経過で典型的でない症状が合併してきた場合である．糖尿病に関しては次項に詳述する．薬剤性，特に抗がん剤によるニューロパチーでは悪性腫瘍の末梢神経への直接浸潤，非常に稀であるが傍腫瘍性神経症候群としての後根神経節炎などの合併が生じうる．抗がん剤の種類によりしびれの臨床像には若干の相違があるが，おおまかには四肢遠位優位のしびれをきたす（一部の化学療法剤では口周囲のしびれなどもあり）．局所に非常に強いしびれや痛みがある，歩行できないほどのしびれ，ふらつき，筋力低下などがある場合は薬剤のみでは説明できない可能性が高く，神経内科への紹介を検討する．

　第3に，診断はついているが，しびれや痛みが強く対症療法に難渋する場合である．糖尿病，薬剤性のニューロパチーの場合などが想定される．これらのニューロパチーの診断は病歴から比較的容易であるが，時にしびれ・痛みのコントロールが問題になる場合がある．その際は，神経障害性疼痛に対する治療薬が選択肢となる．時に非常にコントロールが難しい場合もあり，その際は神経内科への紹介を検討する．

6 糖尿病性ニューロパチー

糖尿病の有病者数は疑い例も含めれば成人男性の約2割，女性の1割である[4]．したがって，いずれの診療科においても，糖尿病による神経障害を有する患者を非常に多く診療していると考えられる．糖尿病による神経障害にはいくつかの病型がある(表2)[5]．感覚・自律神経に生じる対称性多発ニューロパチーはすべての糖尿病患者において必発であるが，そのほかの病型は稀である．そのため実際的な観点からは，感覚・自律神経障害をきたす対称性多発ニューロパチー(以下，糖尿病性ニューロパチー)のマネジメントを理解することが大切であり，以下に診断と治療の実際について解説する．

糖尿病患者の約半数が，症候性，つまり両足のしびれや感覚低下，アキレス腱反射低下を有する．問診で捉えられる糖尿病性ニューロパチーの臨床像は対称性の足先のしびれと要約できる．この臨床像を参考にしつつ，糖尿病患者に認められるしびれが糖尿病性ニューロパチーに起因するか否かを判断するのが最も実際的である．

具体的な考え方を示す．罹病期間が長くなるほど，血糖コントロールが悪いほど，しびれの範囲は上行し程度も強くなる．しかし，糖尿病治療の進歩によりしびれが膝を越えるほど拡大するような悪化症例はほとんど経験しない．そのため，膝を越えるようなしびれを呈する例ではそのほかのニューロパチーをきたす疾患や頸髄症の合併などの可能性がある．また，両手のしびれが出現するのはかなり進行した状況である．したがって，両足首以遠にしびれがとどまっているにもかかわらず，両手のしびれが出現する場合には手根管症候群などの合併の可能性がある．手根管症候群は糖尿病に合併しやすくしばしば両側性である．糖尿病患者に生じたしびれは，どのような状況であっても糖尿病に起因するものとみなされがちである．しかし，糖尿病の有病率は非常に高く他疾患との合併も稀ではない．上記原則に従い，鑑別を進めるのが効率がよい．

糖尿病性ニューロパチーの治療は進行抑制と対症療法の大きく2つに分類される．進行抑制の治療としては，血糖コントロール，アルドース還元酵素阻害薬が挙げられる．しかし，進行抑制への効果も現時点のメタアナリシスでは示されていない[6]．一方，進行したニューロパチーによるしびれや痛みは，上述のように神経障害性疼痛の治療薬による適切な治療介入が必要である．

表2 糖尿病によるニューロパチーの病型(文献5より)

1. 高血糖性ニューロパチー
2. 対称性多発ニューロパチー
   ①感覚・自律神経障害
   ②急性疼痛性ニューロパチー
3. 局所性および多巣性ニューロパチー(脳神経麻痺，神経叢障害など)
4. 混合型

典型症例 ❶（112頁）の解説

 神経内科に紹介．臨床所見，神経伝導検査所見から典型的CIDPと診断された．ステロイド療法を導入され四肢筋力・感覚障害は回復し寛解．

　CIDPは2カ月以上かけて筋力低下と感覚障害が進行する後天性の脱髄性末梢神経疾患と定義される．本症例では3カ月以上の経過で<u>近位筋を含む対称性の四肢筋力低下</u>としびれが進行している．この近位筋を含む対称性の筋力低下は典型的CIDPに非常に特徴的である．適切な免疫療法（ステロイド，免疫グロブリン療法，血漿交換療法など）により治療可能である．数カ月の経過で歩行不能まで悪化することがしばしばある．また診断の遅れにより，脱髄を契機とした二次的な軸索変性が生じると筋萎縮をきたし機能予後が不良となる．

典型症例 ❷（113頁）の解説

 精査目的で整形外科に入院．右下肢の疼痛が強くなるとともに同部位に皮疹が出現し，神経内科へ紹介．気管支喘息の既往，急性に経過する多発単神経障害，血液検査での好酸球の著増から好酸球性多発血管炎性肉芽腫症を疑われ神経生検を施行．病理で確定診断．ステロイド療法を導入し進行は抑制された．

　急性の多発単神経障害を呈する際には血管炎の鑑別が非常に重要となる．なぜなら，神経障害の急速な進行により機能予後が，急速進行性糸球体腎炎などにより生命予後が不良となりうるからである．

〈文　献〉

1) 斉藤豊和，有村公良，納　光弘：ギラン・バレー症候群の全国疫学調査第一次アンケート調査の結果報告．厚生省特定疾患免疫性神経疾患調査研究分科会，平成10年度研究報告書，1999；pp59-60．
2) Iijima M, Koike H, Hattori N, et al：Refractory Peripheral Neuropathy Study Group of Japan：prevalence and incidence rates of chronic inflammatory demyelinating polyneuropathy in the Japanese population. *J Neurol Neurosurg Psychiatry* 2008；**79**：1040-1043.
3) Kuwabara S, Misawa S：Chronic inflammatory demyelinating polyneuropathy：clinical subtypes and their correlation with electrophysiology. *Clin Exp Neuroimmunol* 2011；**2**：41-48.
4) 厚生労働省：「国民健康・栄養調査（平成27年）」結果の概要．http://www.mhlw.go.jp/bunya/kenkou/eiyou/dl/h27-houkoku-03.pdf（2017年10月1日閲覧）
5) Thomas PK：Classification, differential diagnosis, and staging of diabetic peripheral neuropathy. *Diabetes* 1997；**46**（suppl 2）：S54-S57.
6) Chalk C, Benstead TJ, Moore F：Aldose reductase inhibitors for the treatment of diabetic polyneuropathy. *Cochrane Database Syst Rev* 2007；(4)：CD004572.

第Ⅲ章-9 末梢血管障害に伴うしびれ

千葉大学医学部附属病院 心臓血管外科　上田秀樹／松宮護郎

ポイント

1. 末梢血管障害の場合，急性，慢性を問わず，しびれのみを自覚することは少なく，ほかに疼痛，色調変化，冷感，運動障害，間欠性跛行などの症状が併存する．
2. 非侵襲的検査により，末梢血管障害の存在を疑い，各画像検査により部位診断を行う．
3. 治療としては，禁煙，運動，薬物療法に加え，血管内治療，外科治療，ハイブリッド治療がある．

典型症例 1　60歳，男性

現病歴　約1年前より5分間歩行での左下腿外側のしびれと左腓腹部痛を自覚．近医整形外科にて脊柱管狭窄症と診断されリハビリ加療を行っていたが改善なく，当院整形外科紹介．ABI低値を指摘され当科紹介．

▶▶▶ 解説は本文最後

典型症例 2　82歳，女性

現病歴　約10年前より右足趾のしびれを自覚．その後，200～300m歩行での間欠性跛行が出現．血行再建を拒否．1年前には左の間欠性跛行も出現．左右の足趾にびらん潰瘍が出現．消退増悪を繰り返した．

▶▶▶ 解説は本文最後

1 はじめに

　近年の高齢化により動脈硬化性疾患の罹患者は増加しており，関連する脳卒中，心疾患はともにわが国における死因の第2位，3位を占めている．また大動脈疾患による死者数も増加している．下肢閉塞性動脈硬化症は腸骨動脈領域より末梢の動脈疾患の閉塞により，慢性的な下肢血流の低下をきたす疾患である．必ずしも生命の危険に直接関与することはないものの，ADLが著しく損なわれることにより生命に危険を及ぼす続発疾患の発症を促す場合もあり，決して軽視できない疾患と言える．急性の血栓閉塞，血管のspasmによる下肢虚血を含めて大きく末梢動脈疾患というentityで呼ばれることが多い．

　本稿では下肢血流障害によるしびれなどの症状，鑑別診断，検査法，治療法について論じる．

2 末梢血管障害による症状

　基本的に慢性の末梢動脈疾患により下肢のしびれのみを自覚することは極めて稀であり，間欠性跛行，下肢冷感などを伴うことが多い．一言にしびれと言ってもそれを自覚する仕組みは多様であり，詳細は他稿に譲ることにするが，末梢動脈疾患の患者でしびれのみを訴えるケースは少ないと言える．

　動脈疾患は急性と慢性に分かれるのでおのおのについて述べる．

A．急性下肢虚血

　急性の動脈閉塞疾患の場合，疼痛，冷感に伴い，知覚低下を自覚することが多く，これをしびれと感じる場合もある．知覚低下に引き続き運動障害を呈することが多く，ここまでに至る前になんらかの血行再建を行うことが望ましい．

　5つの急性動脈閉塞疾患は"5P"すなわち以下の5つの典型的な症状を有する状態である．
① pain
② pallor
③ pulselessness
④ paresthesia
⑤ paralysis（poikilothermia）

　Rutherfordらはその症状をグレード化し手術の時期の指標としている．すなわち，知覚鈍麻のみの場合，知覚鈍麻に運動障害を合併すると下肢温存の可能性は下がると言われ，可及的速やかな血行再建が望ましい[1]．

　急性動脈閉塞の原因としては心臓，大動脈内血栓による塞栓症が最も多いが，末梢動脈瘤による塞栓症もありうるので念頭に置く必要がある．また，下肢動脈バイパス後の閉塞や慢性狭窄病変の急性閉塞などもありえる．治療としては鼠径靱帯上の塞栓症の場合，外科的な血栓除去が推奨されるが，鼠径靱帯以下の場合，カテーテル治療（catheter direct thrombolysis）の成績も

外科治療に比して遜色のない成績が報告されており，軽度の虚血であれば考慮すべき治療である[2]．

B．慢性下肢虚血

▶▶症状

閉塞性動脈硬化症（arteriosclerosis obliterans；ASO）の初期の典型的な症状が間欠性跛行（intermittent claudication；IC）である．一定の距離を歩くとふくらはぎの痛み，つっぱり，しびれを自覚し，数分間の休息により速やかに改善するという症状である．この症状をきたす疾患で鑑別を要するのが腰椎脊柱管狭窄症（lumbar spinal stenosis；LSS）である．後者の場合，両側殿部，大腿部に症状を認めることが多く，症状も痛みに加えしびれや脱力感を訴えることが多い．また自転車走行など腰椎の屈曲により症状が軽減されるという特徴がある[3]．

これらは下肢の症状であるため，多くの患者は整形外科を受診することが多い．LSSが否定的な場合は動脈疾患の存在を疑い，大腿動脈以下の動脈拍動を触知してみていずれかで触知しない場合は，四肢同時血圧測定（ankle brachial index；ABI），造影CT，MRAなどの下肢血管の精査を行うと，ある程度の病変の評価は可能となる．ただしLSSにASOを合併する症例もあるので，LSSと診断されたからといってASOを完全に除外してしまうことには問題がある[4]．

ASOの重症度としては古くからFontaine分類が用いられてきた[5]が，1997年に，Rutherfordら[1]は自覚症状のみならず客観的所見も加味した分類を提唱し，現在では広く用いられている．特にRutherford分類Ⅱ-4以上の重症度のASOを重症下肢虚血と定義し，さまざまな方面からのアプローチが行われることになる（表1）．

表1　Fontaine分類とRutherford分類 （文献2より引用改変）

Fontaine分類	Rutherford分類			
重症度	重症度	細分類	臨床所見	客観的基準
Ⅰ	0	0	無症状	運動負荷正常
Ⅱa	Ⅰ	1	軽度の間欠性跛行	負荷後AP>50 mmHgだが，安静時圧より20 mmHg以上低下
Ⅱb		2	中等度の間欠性跛行	細分類1と3の中間
		3	重度の間欠性跛行	負荷後<50 mmHg
Ⅲ	Ⅱ	4	安静時疼痛	安静時AP<40 mmHg．足関節部，中足部PVRがほぼ平坦．TP<30 mmHg
Ⅳ	Ⅲ	5	小範囲の組織欠損	安静時AP<60 mmHg．足関節部，中足部PVRがほぼ平坦．TP<40 mmHg
		6	広範囲の組織欠損 足関節を越え，回復が望めない	細分類5と同じ

AP：ankle pressure　PVR：pulse volume recording　TP：toe pressure

3 診 断

A. 非侵襲的検査

　ICの鑑別診断として，四肢の動脈拍動を触診することが最も簡便な検査法である．ただし，下肢の浮腫が存在する症例，皮下脂肪が多い症例などは病変がなくても触知しないことがある．連続波ドップラー聴診計は，動脈拍動を触診よりさらに鋭敏に聴取する簡易的な検査手段である．その動脈波形により，中枢側に存在する病変の程度を予測することができる．

　ASOの診断に最も有用な検査がABIであり，これは非侵襲的であるためスクリーニングで行うべきである．最近は医療機器として両側上下肢の計4カ所の同時血圧と，加えて心音，心電図を併せて記録する機器が発売され，容易にこれらの数値を計測することができるが，診察室でも駆血式の血圧計を用いて上下肢の血圧を測定すれば，同時ではなくても上下肢の血圧比（ABI）を測定することができる．一般に0.9未満で下肢動脈のいずれかに狭窄または閉塞病変の存在が疑われる．ただし，動脈硬化が著しい（全周性石灰化など）場合には高値を示すことがあるので，1.2以上の高値を示す症例はさらなる検査を行うべきである．

　皮膚灌流圧（skin perfusion pressure；SPP）はレーザードップラーを内蔵したカフを足のさまざまな部位（足背，足底内外側，踵部など）に貼付し，各部位の皮膚灌流圧を測定する装置であり，創傷治癒に必要な血流が確保できているか否かの指標になり，重症下肢虚血（critical limb ischemia；CLI）に対するmultidisciplinary approachの際の各科各部署共通の話題となる．

B. 画像検査

　実際に血行再建を計画する場合に部位診断は必要不可欠である．各部位の動脈拍動の触診，ドップラー聴診計の聴取でだいたいの病変部位は予想できるが，多発性病変の症例も少なくないため，動脈の走行ならびに狭窄部位，程度を評価できる画像検査は必要になる．代表的な画像検査としてはDuplex scan，MRA，CT angiography，下肢動脈造影（angiography，DSA；digital subtraction angiography）が挙げられ，この順番で侵襲性が上がっていく．これら検査の長所短所を記した一覧を表2に記す．

表2 ASO診断方法 （文献6より引用改変）

診断法	長所	短所
Continuous doppler	低侵襲，簡便，診察室で使用可	部位診断の特定困難
ABI	簡便，低侵襲，ASOの存在診断に有用	石灰化著明な際に診断困難
Duplex scan	低侵襲，部位診断可能	やや煩雑
Treadmill test	跛行の鑑別診断，正常下限のABI症例	測定器械，習熟したスタッフが必要
MR Angiography	造影剤なしで部位診断可能	狭窄度が過大評価されやすい．ペースメーカー，ICD植え込み症例に使用できない
MDCT Angiography	造影剤使用により，部位診断，重症度診断可能	造影剤使用
Catheter based Angiography	詳細な部位診断，狭窄率の評価，側副血行路の評価可能	観血的，造影剤使用

4 治療

A. 保存的治療

▶▶ **禁煙療法**

喫煙は末梢アテローム性動脈硬化症リスクを著しく増大させ，疾患の重症度，切断リスクの増大，血行再建後の開存率などと関連がある．ただし，跛行の治療をするうえでは禁煙の有効性は明らかではない．したがって，跛行の改善というより心血管イベントのリスクを下げること，切断術の回避，疾患の進行を遅らせるために禁煙を勧めるべきである．

▶▶ **運動療法**

本疾患はもともと運動習慣のない患者が生活習慣病をコントロールできずに罹患する場合が多く，この負の連鎖を止めることは非常に重要なことである[7]．跛行患者の監視下運動療法の効果についてはある一定の効果が報告されているため，こういったプログラムを積極的に取り入れている施設もあり保険適応も通っている．これに引き続いて行う非監視下運動療法も有用な場合もある．すなわち，跛行を生じて痛みを自覚してからさらに3～5分程度がまんして歩き続け，その後休憩し，さらに運動を続けるといった運動が効果を生むと言われている．

▶▶ **薬物療法**

跛行に対する治療としてエビデンスのある薬物は，わが国ではシロスタゾールのみである．ただしASOに付随する心血管疾患の予防に対する薬物としてクロピドグレルが保険適用を得ている．ほかにプロスタグランディン製剤，セロトニン2受容体阻害剤であるサルポグレラートなどが使用されるが，エビデンスとしてはいまだ不十分であり，さらなる臨床試験などが必要である．

B. 併存疾患の発見と治療

末梢動脈疾患（peripheral arterial disease；PAD）患者の虚血性心疾患（coronary artery disease；CAD，冠動脈に狭窄または閉塞が生じている状態）の有病率は高く，これらの患者では心疾患の死亡率と罹患率のリスクが増大している[8]．したがって，狭心痛などを有する患者は適切な診断治療のために循環器専門医に紹介すべきである．頸動脈疾患の有病率も高く，脳血管イベントのリスクが高まっている．同様に腎動脈硬化症を合併していることも多く，腎血管性高血圧の薬物治療をかねて必要であれば腎臓専門医に紹介すべきである．

C. 血行再建

血行再建とは積極的に血流を改善させる治療法を指し，カテーテルを用いたバルーン拡張，ステント留置などの血管内治療と，人工血管または自家静脈を用いたバイパス手術などの外科治療に分けられる．これらを組み合わせた治療をハイブリッド治療とも呼ぶ．これらの3種類の血行再建法について，以下に述べる．

▶▶ 血管内治療

TASC II ガイドライン[2]により，Inflow disease, outflow disease（図1）おのおのの病変の形態，長さ，範囲などによりグレード化され血管内治療優先か外科治療優先かが示されている．概ね inflow disease に対しては，血管内治療のほうが低侵襲でかつ開存率も外科治療と遜色ない成績が報告[2]されていることから，血管内治療を選択される場合が多い．Outflow disease は，大腿膝窩病変に対しては保存治療から血管内，外科治療と広く選択される可能性があり，血行再建については TASC II ガイドラインにより同様に血管内治療，外科治療の選択基準が記されているが，最終的には患者の背景，施術者の得手不得手に左右される傾向にある．膝下病変は重症下肢虚血に陥っている場合が多く，なんらかの血行再建が必要になる場合が多い．全身状態不良もしくは ADL の低い症例が多く，全身麻酔不可能な症例はバルーン拡張を用いた血管内治療が，ある程度全身状態が保た

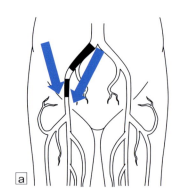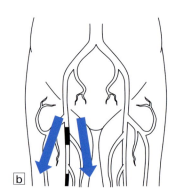

図1　外科的血行再建術
a：Inflow disease：鼠径靱帯より中枢の病変，すなわち腸骨動脈領域の病変
b：Outflow disease：鼠径靱帯より末梢の病変，すなわち大腿膝窩動脈領域以下の病変

れている症例は自家静脈を用いたバイパス手術が選択される．

血管内治療には血管拡張用バルーンに始まり，bare metal stent（バルーン拡張型，自己拡張型），atherectomy device などが広く使われているが，鼠径靱帯以下病変に対する血管内治療は長期開存率に課題がある[9]．これらを克服する最近の device として薬剤被覆性バルーン，薬剤溶出性ステント，covered stent などが開発され臨床応用されてきた．前2者はわが国ではいまだ保険承認を得られていないが，covered stent は2017年に欧米に遅れること約10年，ようやくわが国でも保険収載されるに至り，その治療効果に期待が集まっている[10]．

▶▶ 外科治療

バイパス手術（（図2）もしくは血栓内膜切除術（図3）が含まれ，前者は解剖学的バイパス術と非解剖学的バイパス術に分かれる[11]．大動脈腸骨動脈領域の閉塞病変に対する大動脈-大腿動脈は前者に区分され，その長期成績も5年開存率で90％以上と良好である[12]が開腹ならびに大動脈遮断が必要となる．これら手術に耐術困難な症例は，非解剖学的バイパスである腋窩動脈-両側大腿動脈バイパス術，または一側の閉塞病変であれば，大腿動脈-大腿動脈交叉バイパス術を行う．鼠径靱帯下の病変に対しては自家静脈を用いたバイパス手術が推奨されるが，膝上膝窩動脈を outflow とすることができ，良好な run-off が期待される症例や自家静脈温存が望ましい症例は人工血管によるバイパス手術を行う．膝下，下腿へのバイパス手術は原則自家静脈を用いて行うが，膝下膝窩動脈に吻合する場合で良質な自家静脈を採取できない場合，人工血管でのバイパスも選択されるが開存率は良好とは言えない．したがって，一般的に膝下膝窩動脈以下への血行再建は跛行症状のみでは行わず，重症下肢虚血となって初めて考慮される術式であ

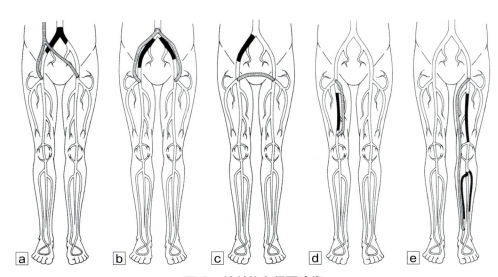

図2 外科的血行再建術
a：腋窩動脈-両側大腿動脈バイパス術　b：大動脈-両側大腿動脈バイパス術
c：大腿動脈-大腿動脈交叉バイパス術　d：大腿動脈-膝窩動脈バイパス術
e：大腿動脈-後脛骨動脈バイパス術
a，c が非解剖学的バイパス術．

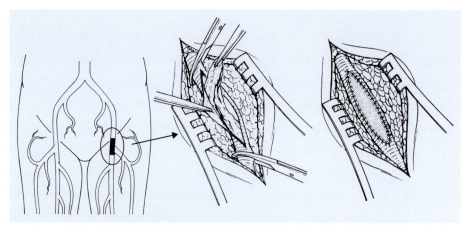

図3 外科的大腿動脈血栓内膜切除術とパッチによる修復術
総大腿動脈病変に対して，動脈を縦切開し，器質化した内膜を切除したのち，直接閉鎖もしくは自家静脈または人工織布にてパッチ閉鎖する．

る．ただ，重度の跛行でかつ良好な single-segment の自家静脈が使用できる場合は，静脈グラフトによるバイパス手術を行う場合もある．

▶▶ハイブリッド治療

最近のカテーテルデバイスの進歩により，複合病変にも積極的に血管内治療によるアプローチがなされている．しかしながら，過度な血管内治療への偏重は軽症な患者をより重症化させる報告が散見されており，治療に携わる者は適応と限界を適切に見極める必要がある．

両者の治療法の長所を生かし短所を減らす方法がハイブリッド治療であり，腸骨動脈領域血管内治療の良好な成績と低侵襲性を生かすとともに，ステント留置禁忌である総大腿動脈病変は手術で治療するのが望ましいが，末梢側病変である浅大腿動脈病変を血管内治療で血行再建し，膝窩動脈以下の病変に対して自家静脈を用いた下腿へのバイパス手術を行うといった方法も用いられている．これらは，外科医，血管内治療医，創傷専門医などが治療前に話し合うことが理想とされている．

5 まとめ

閉塞性動脈硬化症の典型的な症状は間欠性跛行で時にしびれを伴うことがあるが，しびれのみを自覚することは少ない．脊柱管狭窄症との鑑別が肝要であり，これらが否定される場合 ASO を疑って低侵襲診断を行う．治療としては薬物療法，運動療法から侵襲的な血行再建が選択され，再建方法としても血管内治療，外科治療，ハイブリッド治療を，病変，患者の状態に応じて治療法を選択する．また併存する冠動脈疾患，脳血管疾患を見落とさないことも重要である．

典型症例 1 (119頁)の解説

ABI右0.73，左0.34．CTA上，左総腸骨動脈の閉塞と右総腸骨動脈，浅大腿動脈に75％狭窄を認めた（図4）．まず有症状の左に対してRutherford-2（R-2）血管内治療を行い，その後右症状が出現したため右の血管内治療を行った．術後，ABI右0.8，左1.1まで改善．右下肢の間欠性跛行は軽度残存しているが自制内となっている．

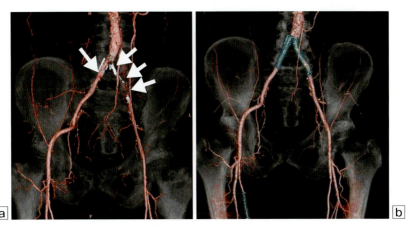

図4　症例1の血管内治療前後のCT angiography
a：（前）左総腸骨動脈が起始部より腸骨分岐部まで閉塞．右総腸骨動脈は75％狭窄．
b：（後）両側総腸骨動脈に一部大動脈に中枢端を出すようにステント留置．

典型症例 2 (119頁)の解説

血管造影，CTA上，両側総腸骨動脈の長区間にわたる閉塞，さらに両側総大腿動脈の狭窄を認めた（図5, 図6）．ABI右0.39，左測定不可．CLI（R-5）の診断にて非解剖学的バイパス術（左腋窩動脈-両側大腿動脈バイパス術）にて血行再建を行った．術後，潰瘍は速やかに治癒し足趾のしびれ，間欠性跛行も消失．ABI右0.95，左0.97まで改善した．

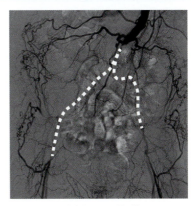

図5　症例2の術前DSA
両側総腸骨動脈から総大腿動脈にわたって，長区間の閉塞を認めた．破線は閉塞部．

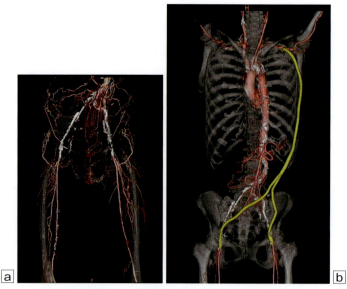

図6 症例2の術前後のCT angiography
a：(前) 両側総腸骨動脈から大腿動脈までの石灰化（白色部分）を伴った長区間の閉塞を認めた．
b：(後) 非解剖学的バイパス手術後．人工血管が左側胸部を通って両側大腿動脈に吻合されている（黄色部分）．

〈文　献〉

1) Rutherford RB, Baker JD, Ernst C, et al：Recommended standards for reports dealing with lower extremity ischemia：revised version. *J Vasc Surg* 1997；**26**：517-538.
2) Norgen L, Hiatt WR, Dormandy JA, et al：the TASC II Working Group：Inter-society consensus for the management of peripheral arterial disease（TASC II）. *J Vasc Surg* 2007；**45**：S5-S67.
3) White C：Clinical practice：Intermittent claudication. *N Engl J Med* 2007；**356**：1241-1250.
4) Uesugi K, Sekiguchi M, Kikuchi S, et al：Lumbar spinal stenosis associated with peripheral arterial disease：a prospective multicenter observational study. *J Orthop Sci* 2012；**17**：673-681.
5) Fontaine R, Kim M, Kieny R：Die chirurgische behandlung der peripheren Durch-blutungsstoerungen. *Helv Chir Acta* 1954；**21**：499-533.
6) Lau JF, Weinberg MD, Olin JW：Peripheral artery disease. Part 1：clinical evaluation and noninvasive diagnosis. *Nat Rev Cardiol* 2011；**8**：405-418.
7) Hamburg NM, Balady GJ：Exercise rehabilitation in peripheral artery disease：functional impact and mechanisms of benefits. *Circulation* 2011；**123**：87-97.
8) Schmieder FA, Comerota AJ：Intermittent claudication：magnitude of the problem, patient evaluation, and therapeutic strategies. *Am J Cardiol* 2001；**87**：3D-13D.
9) 佐藤　紀（監訳），日本血管外科学会編集委員会，PADガイドライン作成委員会（編）：下肢アテローム硬化性閉塞性動脈疾患に対する診療ガイドライン．日血管外会誌　2015；**24**：S30-S33.
10) Kedora J, Hohmann S, Garrett W, et al：Randomized comparison of percutaneous Viabahn stent grafts vs prosthetic femoral-popliteal bypass in the treatment of superficial femoral arterial occlusive disease. *J Vasc Surg* 2007；**45**：10-16.
11) Kullo IJ, Rooke TW：Clinical practice. peripheral artery disease. *N Engl J Med* 2016；**374**：861-871.
12) Chiu KW, Davies RS, Nightingale PG, et al：Review of direct anatomical open surgical management of atherosclerotic aorto-iliac occlusive disease. *Eur J Vasc Endovasc Surg* 2010；**39**：460-471.

第Ⅲ章 症例でみる痛み・しびれの実際

第Ⅲ章-10「痛みのエキスパートがおくる難治性慢性疼痛・しびれの基礎知識」

1 複合性局所疼痛症候群 (complex regional pain syndrome：CRPS)

千葉大学大学院医学研究院 臨床腫瘍学　田口奈津子

ポイント

1. CRPSにはさまざまな病態が含まれている．
2. 診断基準を用いた早期の診断が望ましい．
3. 治療として確立しているものはリハビリのみである．

典型症例 1　40歳代，男性

現病歴

X年9月，仕事場の階段で段差を踏みはずし右足捻挫と診断．シーネ固定としたが痛みが強く足をついて歩くことができなかった．同年12月，痛みにしびれを伴うようになり痛みの範囲が拡大傾向になったことから総合病院整形外科受診．X線上骨萎縮を指摘される．鎮痛薬の処方とともにリハビリ療法開始するも症状改善せず，X＋1年10月，ペインクリニック科を紹介受診．

初診時：右下肢冷感著明（図1-a，サーモグラフィー検査）．患部皮膚は暗赤色（リハビリ後はまっ赤に変色するとあり）．浮腫なし．足底（主にかかと）にアロディニア（触るだけで痛みが生じる現象）あり，痛覚過敏あり．発汗過多の自覚はなし．右足は爪があまり伸びず，すぐに割れるという自覚があり，X線上骨萎縮あり（図1-b，単純X線）．

問診票より痛みの表現：痛みを伴う冷え，電気が走るような痛み，ピリピリする痛み・しびれ．

痛みの強さ：numerical rating scale（以下，NRS）にて7〜8/10．

増強因子：運動，荷重．

軽減因子：温めること（入浴中は少し楽になる，関節が動かしやすくなるなど）．

>>> 解説は本文最後

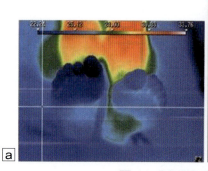
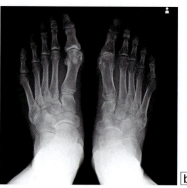

図1 CRPS発症患肢（右）
a：サーモグラフィー検査　b：単純X線

典型症例 ❷	60歳代，女性

現病歴	X年10月，掃除中に足を捻って腫れてしまったとのことで近医整形外科を受診．X線にて異常なく捻挫と診断される．痛みが継続していたがゆっくりとした歩行は可能であった．しかし，1カ月ほどしてから腫脹が悪化．下腿へ腫脹が広がり歩行が困難となり再受診したところX線上著明な骨萎縮を指摘される． 受傷後3カ月，ペインクリニック科を紹介受診．左膝下以遠の発赤，浮腫，皮膚光沢あり．熱感軽度，発汗（−），関節拘縮軽度，安静時痛なし．荷重にて疼痛（＋），NRS 5で歩行困難． サーモグラフィー検査：温度上昇の所見 痛み：しびれなし，冷えや焼けるような痛みはなし．荷重にて強い痛みがあり歩行困難との訴えであった． 治療経過：3カ月遷延する下肢の痛みに加えて，浮腫，皮膚の色調異常があり，CRPS急性期と判断．プレドニゾロン内服を行ったところ，1週間後の外来で浮腫の軽減と痛みの改善を認める．プレドニン漸減中止とした5週間後には，杖なし歩行可能となり投薬は中止となった．整形外科にてリハビリ継続となる．

>>> 解説は本文最後

1　複合性局所疼痛症候群（CRPS）とは？

　複合性局所疼痛症候群（complex regional pain syndrome，以下CRPS）とは，なんらかの外傷後に遷延する痛みを訴え，浮腫，血流変化，発汗機能異常などを示す症候群であり，古くはカウザルギー（causalgia），ズーデック骨萎縮，反射性

交感神経性ジストロフィー（reflex sympathetic dystrophy，以下 RSD）などと報告された疾患群である．

RSD という名称の由来は，この強い痛みがしばしば交感神経切除，交感神経ブロックによって軽減したと報告されたことから，交感神経の機能亢進が関与していると推測されたためである．しかし，交感神経ブロックに反応しない，または交感神経の機能亢進の所見がない症例も多いこと，また病態が進行すると徐々にジストロフィー（萎縮）が生じるとされているが，この現象も必ずしも全例に観察されるものではないということが明らかとなり，1994 年，国際疼痛学会（International Association for the Study of Pain，以下 IASP）より名称変更が提案され CRPS と呼ばれるようになった[1]．多様な症状・徴候（complex）を主に四肢の末端部（regional）に発現し，強い痛み（pain）を呈する症候群（syndrome）である．

IASP が名称変更とともに提示した診断基準（表 1）により一般医への啓蒙が進み，早期診断・早期治療を促したという意味ではたいへん意義のあるものであった．一方で，いずれの基準も患者の自己申告に頼る内容であり，さらに運動機能の評価が含まれていないということもあり高い感度を有するものの，特異度が低いという問題点が生じた．そのため過剰診断を生じさまざまな病態の患者を含むようになり，その結果，罹患率，治療方法，治療奏功率などのデータにも大きなばらつきが生じ，疾患の解明が進まない状況が長期にわたり存在した．2004 年，国際共同研究の結果である Budapest research criteria が発表され，診断の特異度を上げる試みがなされた[2]．わが国でも厚生労働省 CRPS 研究班により，2010 年に本邦版 CRPS 判定指標（表 2）が開発され[3,4]，これらの判定指標の開発により研究の推進・病態の解明が進むようになった．前記の症例 1 では，皮膚色調の変化，爪の萎縮性変化，軽度の関節可動域制限などが認められる．一方で本症例では浮腫や発汗などの異常は生じていない．一方，症例 2 では浮腫の拡大が最大の症状であった．

このように，判定指標を用いても CRPS の診断は容易ではない．患者ごとの症状・徴候も多種多様であること，病期によって変化すること，さらに CRPS の診断基準にあるような浮腫，痛覚過敏，可動域制限などの症状は外傷→炎症→治癒過程などにおいて生理学的に生じる症状であり，もともとの外傷に不釣り合いの痛み，治癒過程の遷延と診断するには，通常の治癒過程を多くみている医師の判断が必要になるためである．

一方，急性期の CRPS の治療が奏功せず痛みや運動障害が長期化するといわゆる慢性期 CRPS へと移行する．この慢性化の成因は中枢性と考えられており，脊髄，脳神

表 1　IASP の CRPS 診断基準[1]

1. 侵害刺激や不動化（ギプスなどで動かさない）の時期の存在
2. 原因となる刺激から判断して不釣り合いな持続痛，アロディニア，痛覚過敏
3. 痛みの部位に浮腫，皮膚血流の変化，あるいは発汗機能異常が病期のいずれかの時期に存在
4. 除外診断（痛みや機能不全を説明できるほかの疾患の存在を除外できる）

（1994）

表 2 本邦版 CRPS 判定指標

臨床用 CRPS 判定指標
A：病期のいずれかの時期に，以下の自覚症状のうち 2 項目以上該当すること．
　　ただし，それぞれの項目内のいずれかの症状を満たせばよい．
　　1．皮膚・爪・毛のうちいずれかに萎縮性変化
　　2．関節可動域制限
　　3．持続性ないしは不釣り合いな痛み，しびれたような針で刺すような痛み（患者が自発的に述べる），知覚過敏
　　4．発汗の亢進ないしは低下
　　5．浮腫
B：診察時において，以下の他覚所見の項目を 2 項目以上該当すること
　　1．皮膚・爪・毛のうちいずれかに萎縮性変化
　　2．関節可動域制限
　　3．アロディニア（触刺激ないしは熱刺激による）ないしは痛覚過敏（ピンプリック）
　　4．発汗の亢進ないしは低下
　　5．浮腫

〔住谷昌彦，他（編）：本邦における CRPS の判定指標．日臨麻会誌　30：420-429，表 7，2010 より一部抜粋〕

経の可塑的変化が生じるとされる．慢性化症例では治癒は極めて困難となることが多い．専門医受診のタイミングは症例ごとに判断する必要があるが，異常な痛みが継続している症例では判定指標に照らし合わせ，慢性期に移行する前に専門家へ紹介することが望ましい．

CRPS の成因は不明であり確定した治療方法があるわけではなく，第一選択はリハビリである．鎮痛薬や神経ブロックはリハビリを行うために必要であれば導入する．しかし，症例 2 のように，さまざまな症候を呈する症例の中で，早期診断・早期治療が極めて効果的な症例もあることに留意が必要である．

痛みが長引けばなんでも CRPS ではない．正しい診断ののち，早期治療が重要な疾患である．一方，CRPS 発症症例の多くに痛み回避行動や「安静にしておいたほうがよい」という誤った認知があるとされる．患肢の過度な安静から，CRPS に特徴的な皮膚，筋肉さらには骨の萎縮が生じるとされる．痛みが遷延した結果が CRPS の発症ではなく，受傷直後より CRPS へのプロセスは開始されているとも考えられる．不必要な安静を避けるような患者指導も必要だろう．

典型症例 1 (129 頁) の解説

外傷後の痛みと腫れが通常より長引けば CRPS 発症を懸念する．診断にあたっては IASP の診断基準を用いてスクリーニングをかけ，さらに，本邦版 CRPS 判定指標や国際疼痛学会 Budapest research criteria を用いる．

本症例は国際疼痛学会（IASP 1994）の診断基準（表 1）と照らし合わせると，比較的典型的な症状を呈していることがわかる．痛みの性状は神経障害性疼痛症例の訴える痛みに類似するが，必ずしも「しびれ」症状を呈するとは限らない．

典型症例 2（130頁）の解説

CRPS発症早期に異常な炎症を呈する症例があり，ステロイドの効果が期待できる．CRPS発症の病態の一つとして，遷延する神経原性炎症が挙げられている．したがって，強力な抗炎症剤であるステロイドを使用して炎症の鎮静化を図るとする治療方法は妥当と考えられる．当然遷延する炎症が感染によるものではないことの確認は重要である．しかし，すべての症例が同様の効果が得られるわけではないため，ステロイドの安易な長期投与は避けるべきだろう．

〈文　献〉

1) Harden RN, Bruehl SP：Diagnostic criteria：the statistical derivation of the four criterion factors. In：Wilson PR, Stanton-Hicks M, Harden RN（eds）：Current diagnosis and therapy. Seattle, IAPS Press, 2005；pp45-58.
2) Harden RN, Bruehl S, Stanton-Hicks M, et al：Proposed new diagnostic criterial for complex regional pain syndrome. *Pain Med*　2007；**8**：326-331.
3) Sumitani M, Shibata M, Sakaue G, et al：Development of comprehensive diagnostic criteria for complex regional pain syndrome in the Japanese population. *Pain*　2010；**150**：243-249.
4) 住谷昌彦, 柴田政彦, 眞下　節, 他：本邦におけるCRPSの判定指標. 日臨麻会誌　2010；**30**：420-429.

第Ⅲ章-10「痛みのエキスパートがおくる難治性慢性疼痛・しびれの基礎知識」

2 帯状疱疹後神経痛

千葉大学医学部附属病院 麻酔・疼痛・緩和医療科　鐘野弘洋

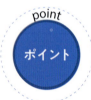
ポイント

① 帯状疱疹後神経痛（PHN）は，皮疹が治癒した後も遷延する，神経障害性の疼痛である．
② 鎮痛補助薬が中心となるが，帯状疱疹の病態を患者自身が知っておくことも，教育の面で重要である．
③ PHNをきたさないよう予防も重要である．

典型症例 ❶　　60歳代，女性

現病歴

X年12月皮疹出現．痛みなし．前駆痛なし．
4日後疼痛の増強あり，近医受診．バラシクロビル（VCV）7日間＋アセトアミノフェン200mg頓用の処方．
13日後疼痛変わらず，リリカ®75mg 2C 分2処方．
18日後痛み強くリリカ®75mg 4C 分2に増量＋ナイキサン®100mg頓用．眠気，ふらつきが強く，リリカ®75mg 2C 分2に減量．24日後，自己判断で他院へ受診．アセトアミノフェン2,400mg 分4追加されるも，頭重感があり中止．
26日後，メチコバール®を追加されるも，痛みが増強するとのことで中止．
42日後（発症から約1カ月半），当院を受診．来院時Th3領域のビリビリ感NRS4/10．一日中症状があり特に夕方から増強するとのこと．皮疹は治癒しており，疼痛は軽減してきているとの自覚があるも受診．感覚・痛覚鈍麻（＋），アロディニア（＋）．睡眠，食事に問題なし．
➡リリカ®75mg 3C 分2（1-2）に増量するとともに，あらためて帯状疱疹の自然経過について説明し，行動制限はないことを伝える．当院初診から1カ月後，症状は変わらずも処方は増量せず経過観察．

さらに1カ月後リリカ®75mg 2C分2に減量．その1カ月後，中止していたスイミングを始めてもよいか，と患者より問いかけあり．
さらに1カ月後，リリカ®75mg 1C分1眠前に減量．3カ月後50mg分1．NRS 3/10と当科初診時から大きくは自覚症状は変わりないものの，日常生活動作は改善している．リリカ®の内服中止も可能と提案するも，疼痛への不安感もあり，継続を希望．
日常生活動作への影響を確認しながら，外来のたびに内服の減量から中止を提案し，徐々に受け入れられるようになり，当院初診から約1年で違和感は時にあるものの，内服を終了することが可能となり，日常生活動作も問題なく継続できることを確認して，当科終診となる．

>>> 解説は本文最後

典型症例 ❷　60歳代，男性

現病歴

X年10月，前腕内側のチクチクする違和感を自覚．
3日後前胸部に水疱および痛みが出現し，近医の皮膚科を受診．帯状疱疹の診断で抗ウイルス薬を7日間処方．同時にノイロトロピン®，ロキソニン®，リリカ®225mg/日を処方した．
1カ月後，転居に伴い他院へ受診．リリカ®300mg/日に増量およびトラムセット2T分2を追加される．その1カ月後も疼痛は改善せず，リリカ®継続＋トラムセット®4T分2を処方．改善せず当科を受診した．
当科初診時は発症から約3カ月後で疼痛は常時あり，NRSは9/10〜7/10．不眠の訴えあり．月3回ほど行っていた旅行に行けず，キーボードが打てないとのことであった．感覚鈍麻（−），アロディニア（−）．
➡星状神経節ブロック（以下，SGB）を提案およびトリプタノール®10mgの処方を追加．SGBは2回/週で行った．
2回目のSGB後NRS 7/10〜5/10．
3回目のSGB後NRS 5/10〜2/10．
4回目のSGB後NRS 4/10〜0-2/10．本人の希望もあり5回目のSGB後経過観察．
当科初診から約3週後NRS3/10も，疼痛範囲の収束がみられ，自発的に行っていた日常生活動作の制限を徐々に緩和していき，自発的な意欲の表出もみられるようになった．内服減量への抵抗感は強かった．初診から3カ月後NRS2-3/10．日常生活動作を徐々に発症前に戻していくことができ，内服トリプタノール®終了，リリカ®150mg/日・トラムセット®3錠分3に減量．

現病歴	自己都合もあり，さらに3カ月後 NRS4/10～1/10．日常生活動作の制限もなく過ごすことができている．内服薬は漸減しながらも，躊躇していた登山や旅行を徐々に再開．日常生活動作の変化を確認しながら外来フォロー．発症から約1年後，内服を終了することができた．

>>> 解説は本文最後

1 はじめに──帯状疱疹とは

帯状疱疹とは脊髄後根神経節や三叉神経節に潜伏していた水痘／帯状疱疹ウイルス（varicella zoster virus；VZV）の再活性化が原因とされる疾患である．そのため通常神経の支配領域に限局する疾患で，デルマトームに沿って痛みの強い皮疹が出現する．皮疹出現前2～7日に痛み，知覚異常，掻痒感が出現することも多く，前駆痛と言われるが，そのため皮疹出現前に内臓疾患や筋骨格疾患を疑って近医を受診している例もある．その後，通常神経の支配領域に限局する形でデルマトームに沿って痛みの強い皮疹が出現する．皮疹は紅斑性の丘疹が次第に集簇した水疱となりデルマトームに沿って拡がる．

皮膚病変の軽快／消失にもかかわらず，時間経過とともに痛みの性状が変化して継続した状態が帯状疱疹後神経痛（postherpetic neuralgia；PHN）と呼ばれる．このように帯状疱疹の病期，重症度によって痛みの病態や性状が変化することから，帯状疱疹に関連した痛みを帯状疱疹関連痛（zoster associated pain；ZAP）と総称する．

この痛みは時間の経過とともに，侵害受容性疼痛を主とした発症当初の前駆痛，帯状疱疹痛から神経障害性疼痛（＝体性感覚神経系の病変や疾患によって引き起こされる疼痛と定義）である，帯状疱疹後神経痛へと移行していくことがある（図1）[1]．

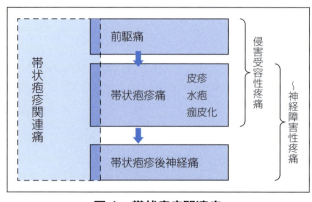

図1 帯状疱疹関連痛

2 帯状疱疹後神経痛（PHN）とは

帯状疱疹による合併症として，帯状疱疹後神経痛，脳炎，脊髄炎，髄膜炎，脳梗塞や脳出血，網膜炎，角膜炎，ベル麻痺，二次性の細菌感染，聴力障害，運動麻痺，ラムゼイ–ハント症候群などが挙げられるが，頻度も多く，罹患期間が長期化し患者の生活の質（QOL）を著しく低下させるのが帯状疱疹後神経痛である．

帯状疱疹発症急性期は，皮膚組織や神経の炎症反応によって生じる侵害受容性疼痛が主体である．その後，強い炎症による神経組織の損傷により神経線維の脱髄，断裂，神経束内の線維化が起こることで神経障害性疼痛へと痛みの性状が変化し，帯状疱疹後神経痛と呼ばれる．しかし，その移行期は明瞭なものではなく，慢性痛として帯状疱疹後神経痛を捉えると発症から6カ月程度とも考えられるが，実際には急性期にも"やけるような"とか"電気が走るような"と表現される神経障害性疼痛的な痛みの訴えがあったり，感覚低下，アロディニアのような感覚異常を呈していることもある（表1）．帯状疱疹後のハイリスクとなる要因を表2に示す．

表1　神経障害性疼痛の表現と特徴

- 刺すような　チクチクする
- 電気が走るような　ビリビリする　ビーンとする
- やけるような　ヒリヒリする
- しびれるような
  （持続性／発作性）
- 衣服が擦れたり，風があたるだけでも起きる痛み
  （アロディニア）
- 痛みの部位の感覚低下や感覚過敏などの感覚異常

表2　帯状疱疹後神経痛のハイリスク

高齢
強度の疼痛：皮疹出現時の強い痛みや日常の活動が制限されている症例，強い皮疹，前駆症状のある場合
急性期からの感覚異常
慢性疾患を有する患者

3 治療

A. 薬物療法

▶▶ 抗ウイルス薬

アシクロビル，バラシクロビル，ファムシクロビル．発症から72時間以内の抗ウイルス薬の投与が推奨される．それ以上が経過した場合でも，新たな皮疹が出現している場合などは投与を考慮するとされている．

▶▶ NSAIDs

非ステロイド性抗炎症薬（NSAIDs）の鎮痛・抗炎症作用は急性期の炎症および疼痛を緩和する．高齢者に多い疾患の面からは，痛みに対し適切な使用量を用いたアセトアミノフェンも選択肢になる．

▶▶ 鎮痛補助薬

鎮痛補助薬とは，薬理作用としては鎮痛薬に分類されない薬剤の総称である．三環系抗うつ薬（アミトリプチリン，ノルトリ

プチリン），プレガバリンが選択される．そのほか，ノイロトロピン®や局所麻酔薬としてリドカイン軟膏がある．また急性期において上記鎮痛薬でも緩和が困難な場合，トラマドール製剤の使用も考慮する．

ただし，これらの薬物では自動車運転への注意が必要であったり，また高齢者では機能低下に対して薬物使用量に配慮が必要になる．

B. 神経ブロック

帯状疱疹後神経痛へのリスクファクターに痛みの強度などがあることを考えると，神経ブロックによる疼痛の緩和は有用な面があると考えられる．一方，高齢者に多いこと，全身状態の悪いことなどから抗凝固薬やステロイドの使用患者も多く，安全な施行のためには注意が必要である．また疼痛軽減を目的とすることから，一定期間繰り返しもしくは持続的なブロックも検討されるため，行える施設が限られてもくる．帯状疱疹後神経痛への予防効果に関しては明確なエビデンスはないが，疼痛緩和によるPHNの発症を減らす可能性は残されている．

一方，帯状疱疹後神経痛に対しては，神経ブロックの効果期間と施行に伴う合併症リスクなどを考慮すると，有効であるという結論には至っていない．

C. 患者教育

皮疹が治まった後も痛みが続くことから，医療機関を転々としている患者もいる．激烈な痛みの中で説明を十分理解できなかったのかもしれないが，改めて帯状疱疹の病態や経過に関して話すと初耳という反応が返ってくることがある．また日常生活において運動制限はないが，痛みによる心理的な抑制もみられることがある．病態を理解することで，日常の生活への抑制をはずしていくことが可能になった症例も経験する．また高齢者が多いことから，帯状疱疹発症時より痛みのためにADLの低下がみられ，そのまま廃用性に機能低下をきたすことが憂慮される．経過を理解することで，痛みとつき合いながらと理解され，やめていた趣味の活動を再開することで痛みの軽減が図られ，心理療法的な効果が得られることもある．

4 予防

・帯状疱疹の適切な治療の面で，まずは抗ウイルス薬の適切な量と期間の使用が最優先になる．
・帯状疱疹後神経痛の予防，移行しないためにという面で，明確なエビデンスのある方法はないと言える．しかし，早期から積極的に痛みの軽減を図ることは帯状疱疹後神経痛への移行を抑える可能性があると考えていたい．薬物療法とともに，早期の神経ブロックも選択肢にはなるだろう．
・高齢者の増加などを考えると帯状疱疹の発症の予防の観点から，ワクチンの接種が有用であろうと考えられる．

典型症例 ❶（134頁）の解説

　当科初診時には皮疹は治癒過程にあり，疼痛は軽減してきていた．時期的にはブロックの適応もあると考えたが，本人は希望されず．あらためて帯状疱疹の自然経過を話すことで，自らの経過を認識した．一方で発症前の日常生活動作へ戻ることの不安感も強かったため，制限がないことも伝えていくことで，自身の生活習慣を取り戻し，内服も終了することができた．

典型症例 ❷（135頁）の解説

　SGBも併用することで症状の軽減は自覚しながらも，再度の疼痛出現・再発を恐れ，減薬への抵抗感が強かった．自らできることを確認しながら過ごすことで，これ以上長引くことなく受療を終了することができた．

〈参考・引用文献〉

1) 新村眞人（監）：帯状疱疹・水痘―予防時代の診療戦略．メディカルトリビューン，2016；pp32-46, pp72-85, pp116-127.
2) 日本ペインクリニック学会神経障害性疼痛薬物療法ガイドライン改訂版作成ワーキンググループ（編）：神経障害性疼痛薬物療法ガイドライン　改訂第2版．真興交易（株）医書出版部，2016；pp18-19, pp40-42, pp59-61.
3) 日本ペインクリニック学会治療指針検討委員会（編）：ペインクリニック治療指針　改訂第5版．真興交易（株）医書出版部，2016；pp120-127.
4) 大瀬戸清茂（監），飯田宏樹，内野博之，田上　正，他（編）：ペインクリニック診断・治療ガイド―痛みからの解放とその応用　第5版．日本医事新報社，2013；pp90-100.

第Ⅲ章 症例でみる痛み・しびれの実際

第Ⅲ章-10「痛みのエキスパートがおくる難治性慢性疼痛・しびれの基礎知識」

3 線維筋痛症

千葉大学医学部附属病院 麻酔・疼痛・緩和医療科　水野裕子

ポイント

1. 線維筋痛症は原因不明の全身の疼痛を主症状とする疾患である．
2. 女性優位（本邦では男：女＝1：4.8），平均発症年齢は 43.8 ± 16.3 歳．
3. 原因不明のため特異的原因療法はないが，薬物療法，リハビリテーション，認知行動療法などが行われている．

典型症例　40歳，女性

主　訴	**全身の痛み，頭痛，倦怠感，しびれ，不眠**
経　過	10歳代の頃から時折関節痛を自覚していた．20歳，交通事故にて頚椎捻挫となり一時的に関節痛が増強したが，その後は軽快していた．24歳，28歳にも交通事故を経験し，頭痛，四肢のしびれが出現した．29歳で出産，32歳で離婚を経験し，以後，倦怠感・不眠も出現し関節痛も全身に広がった．

▶▶▶ 解説は本文最後

1 病態・診断

　線維筋痛症（fibromyalgia syndrome；FMS）は原因不明の慢性的な全身痛を主症状とし，疲労感・不眠・しびれなど多彩な随伴症状を示す疾患である．発症は中年の女性に多く，多彩な疾患を合併し（表1），発症には，外傷・感染などの外的要因と生活環境ストレスによる内的要因がある．米国では1980年代より注目されはじめ，1990年に米国リウマチ学会が分類基準を策定した（図1）．2010年には臨床基準と

しての「予備診断基準」(図2) を作成, 2011年にはさらに簡略化した改定基準を発表した (図3)[1]. 日本では2009年に日本線維筋痛症学会が発足し, 2010年からガイドラインを策定している.

1990年の診断分類を優先するが, 予備診断基準の臨床症状および3つの主要症候である疲労感, 起床時不快感, 認知症状を重要な症候として判断する[2]. 診断までに時間がかかり, 複数の診療機関を受診しドクターショッピングを繰り返すことも多い. このような患者は医療不信を伴うことも多く難治性・治療抵抗性となることが多い.

表1 各臨床領域にみられる併存しやすい代表的疾患

リウマチ系	関節リウマチ, 全身性エリテマトーデス, シェーグレン症候群, 脊椎関節炎#, 全身性強皮症, 多発性筋炎・皮膚筋炎#, リウマチ性多発筋痛症#, 他
消化器系	過敏性腸症候群, 胃・十二指腸潰瘍, 神経性腹部緊満症, 機能性胃腸症#, 逆流性食道炎#, 他
呼吸器系	気管支喘息, 過換気症候群, 神経性咳嗽, 他
循環器系	本態性高血圧症, 本態性低血圧症 (特発性), 冠動脈疾患, 起立性調節障害#, 起立性頻脈症候群#, 他
内分泌・代謝系	神経性食欲不振症, 甲状腺機能亢進症, 他
神経内科系	多発性硬化症, 慢性炎症性脱髄性多発神経炎, 脳脊髄液減少症, アイザックス症候群, 他
精神科系#	うつ病#, 身体表現性障害 (身体化障害#, 慢性疼痛性障害# など : DSM-Ⅳ TR), 身体症状症 (DSM-5)#, 心気症, 他
皮膚科系	アトピー性皮膚炎, 慢性蕁麻疹, 接触皮膚炎, 日光皮膚炎, 皮膚搔痒症, 他
外科系	腹部手術後愁訴 (腸管癒着症, ダンピング症候群), 他
整形外科系	胸郭出口症候群, 脊柱管狭窄症, 頸椎後縦靱帯骨化症, 他
婦人科系	外陰潰瘍, 更年期障害, 月経前緊張症, 機能性子宮出血, 他
泌尿器科系	過活動膀胱, 神経因性膀胱, 間質性膀胱炎#, 会陰部痛, 勃起不全, 他
耳鼻咽喉科系	眩暈症, 耳鳴症, 咽喉頭異常感症, 味覚異常, 嗄声, 他
眼科系	眼精疲労, 羞明症, 眼乾燥症 (ドライアイ)#, 眼筋痙攣, 他
歯科・口腔外科系	顎関節症#, 口腔乾燥症 (ドライマウス)#, 口腔・咽頭過敏症, 舌咽神経症, 他
その他	筋痛性脳脊髄炎・慢性疲労症候群#, 脳脊髄液減少症#

#併存あるいは鑑別を要する代表的疾患
〔一般社団法人日本線維筋痛症学会, 他 (編著) : 線維筋痛症診療ガイドライン2017. 日本医事新報社, p196, 2017より引用改変〕

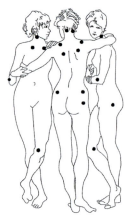

図1 米国リウマチ学会線維筋痛症診断基準

〔一般社団法人日本線維筋痛症学会，他（編著）：線維筋痛症診療ガイドライン2017．p197，p14，日本医事新報社，2017より一部抜粋〕

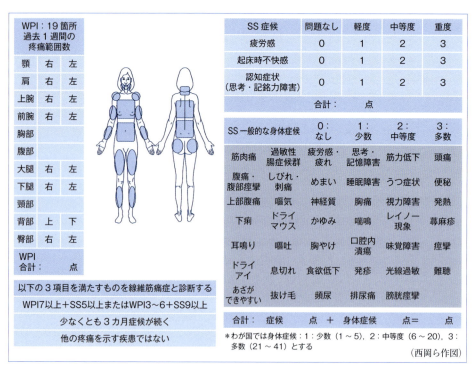

図2 米国リウマチ学会による線維筋痛症の予備診断基準

〔一般社団法人日本線維筋痛症学会，他（編著）：線維筋痛症診療ガイドライン2017．p198，日本医事新報社，2017より〕

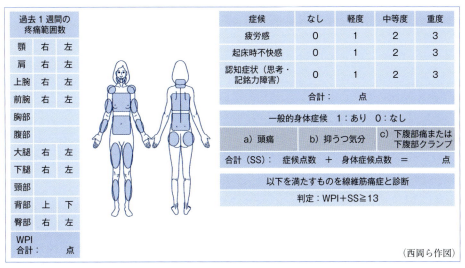

図3 米国リウマチ学会による線維筋痛症の予備診断基準改訂版
〔一般社団法人日本線維筋痛症学会,他(編著):線維筋痛症診療ガイドライン2017.p199,日本医事新報社,2017より〕

2 治療

　線維筋痛症の患者は3つのパターンがある.うつをメインとする線維筋痛症(うつ型),筋緊張をメインとする線維筋痛症(筋緊張亢進型),筋付着部痛をメインとする線維筋痛症(筋付着部炎型)である.ガイドラインでは,この病態を薬物療法につなげることが提唱されている(図4).現在,保険適応が認められているのはプレガバリン,デュロキセチンだけであるが,ほかにもいくつかの薬物で治験が行われている.神経ブロックは星状神経節ブロック・圧痛点へのトリガーポイント注射が推奨度は低いものの,ガイドラインにて提案されている.運動療法,認知行動療法は神経ブロックよりも推奨度が高く,多職種によるチーム医療が必要となる.

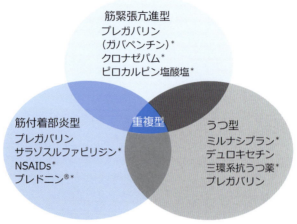

＊保険適応外使用

図4 線維筋痛症の主な臨床病態からみた薬物療法の提唱

〔山本達郎, 他（編）：慢性痛の心理療法ABC. p207, 図4, 2016, 文光堂より〕

典型症例 （140頁）の解説

　整形外科, 脳神経外科, 神経内科, 心療内科などいくつもの医療機関を受診したのち, 37歳で当科受診となった. 以前から内服していたNSAIDsに加えてプレガバリン150 mg／日を開始したが,「即効性がない」「痛み止めが足りない」と訴え, 薬局にてNSAIDs購入し過量内服する, 受診日を守らないなどの行動がみられた. 内服量・受診日を守ることを条件にトラマドールの内服を開始し, 並行して精神科にてカウンセリング・認知行動療法を行った. 現在, 疼痛は継続しているものの, 月1回の受診日を守り初診時よりADLは拡大している.

〈文　献〉

1) 一般社団法人日本線維筋痛症学会, 国立研究開発法人日本医療研究開発機構線維筋痛症研究班（編著）：線維筋痛症診療ガイドライン2017. 日本医事新報社, 2017
2) 日本ペインクリニック学会治療指針検討委員会（編）：ペインクリニック治療指針 改訂第5版. 真興交易（株）医書出版部, 2016；p236.
3) 山本達郎, 他（編）：慢性痛の心理療法ABC. 文光堂, 2016；p207.

第Ⅲ章 症例でみる痛み・しびれの実際

第Ⅲ章 -11

がん性疼痛としびれ

千葉県がんセンター 整形外科 鴨田博人

ポイント

① がん患者における疼痛の原因は多岐にわたる.
② 骨病変を各種画像検査を用いて検索する.
③ 近年,治療方法の進歩は目覚ましく,薬物治療・放射線治療および手術を組み合わせて疼痛への対応を行うのが効果的である.

1 はじめに

がん患者において,疼痛およびしびれといった症状は原疾患が進行するに従い,ほぼ全例において自覚する症状である.近年では,治療成績の向上に伴う長期生存例の増加および緩和医療に対する意識向上により,治療早期からの症状コントロールが重要視されるようになった.

がん患者における疼痛は以下の3つが考えられる.

・がんそのものによりもたらされる疼痛（いわゆるがん性疼痛）
・がん治療に伴う痛み（化学療法や放射線治療後に生じる神経障害など）
・非がん疾患による痛み（がん患者に併発する廃用症候群や変性疾患に由来する症状）

ここでは,がんそのものによりもたらされる疼痛に関する診断および適切な対応を行うことを目的として,その症状の特徴を述べる.

2 がん性疼痛の分類

がん性疼痛も一般的な疼痛と同様,①侵害受容性疼痛,②神経障害性疼痛に分けられる.

A. 侵害受容性疼痛

末梢における侵害受容器を介して伝達される疼痛であり，主に組織の損傷により誘発される．

▶▶ 体性痛

骨や皮膚・軟部組織にがんが転移することにより侵害刺激が加わることで当該部位に痛みをもたらす．Aδ線維により伝達される針で刺すような鋭い痛みが特徴的である．骨転移による局所の炎症や不安定性がもたらす症状であり，しばしば体動時に増悪し（突出痛），安静時には軽減する．

症例1

65歳，男性．肺がん治療開始後約1年時点で腰痛を自覚した．精査にて第2腰椎の転移性骨腫瘍と診断し，症状は体性痛に由来するものと考えた．放射線治療後も体動時の症状は変わらずオキシコドン40 mg／日を継続使用していた．歩行は可能であり下肢麻痺は認めなかったため，経皮的椎体形成術（balloon kyphoplasty，以下BKP）を施行した（図1）．術後は他覚的に歩容および歩行速度の改善がみられ，体動時痛も軽減したためオキシコドン10 mg／日に減量した．術後2年時点で症状再燃を認めず，手術治療の効果は持続していた．

▶▶ 内臓痛

胃や腸など管腔臓器における炎症や閉塞，あるいは肝臓・膵臓など実質臓器における炎症や腫瘍による圧迫により引き起こされる．主にC線維を介した，体幹前後など広範囲にわたる漠然とした鈍痛が特徴的である．ただし，がん発生の初期には痛

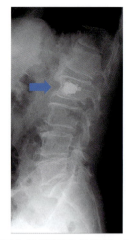

図1　経皮的椎体形成術後（症例1）
第2腰椎に対する治療．

みはごく軽度であり，検診などによるスクリーニングが普及した現状では内臓痛を契機としてがんが発見される症例はそれほど多くない．

症例2

60歳，男性．約1カ月間継続する背部痛を自覚した．その後，心窩部痛も自覚するようになったため精査を受け，胃がんと診断された（図2）．根治手術後，疼痛症状は軽減したが，頓用でのペンタゾシン使用は術後8カ月間継続した．

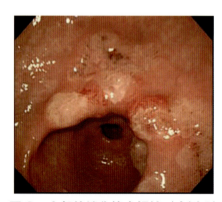

図2　上部位消化管内視鏡（症例2）

B. 神経障害性疼痛

がんに由来する神経障害性疼痛は,「痛覚を伝える神経の直接的な損傷やこれらの神経疾患に起因する痛み」とされており,腫瘍による圧迫などが原因で障害を受けた神経の支配領域に一致した部位を中心に広がるさまざまな症状がみられる.灼熱痛(カウザルギー)やしびれ感などを伴った痛覚過敏が知られている.当該神経の障害に由来する運動機能低下や自律神経障害の出現も稀ではない.

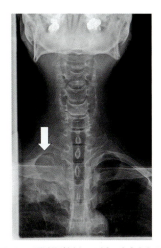

図3 頚椎単純X線（症例3）
右肺尖部に,いわゆる"Paucoast腫瘍"を認める.

症例3

60歳男性.約1カ月間,右上腕内側の疼痛を自覚していた.頚椎椎間板ヘルニアに伴う症状と診断されブロック治療やトラマドール,プレガバリンによる内服治療を受けたが改善しなかった.症状出現後,3カ月時点より右上肢および両下肢のしびれを自覚し,さらに歩行困難となった.頚椎単純X線にて右肺尖部の異常所見が確認され(図3),MRIでは胸髄圧迫が確認された.

肺がんに由来する不全麻痺症状と考え,手術および放射線治療を行った.麻痺は徐々に改善し,術後5カ月時点で杖歩行可能となった.疼痛はアセトアミノフェンおよびプレガバリン内服にて対応可能であるが,しびれは手術後1年時点で持続しており漢方薬による対応を継続した.

3 診 断

がんにより引き起こされる腰痛として,まず下位胸椎～腰椎における転移性腫瘍を念頭に置くべきである.これらの骨腫瘍性病変の診断は自覚症状としての疼痛の強弱にかかわらず,画像検査での評価が中心となる.稀ではあるが,骨肉腫など骨原発悪性腫瘍も同様の評価にて診断可能である.骨病変がなく原疾患により腰痛をもたらすがんとしては,胃がん,大腸がん,子宮がん,腎臓がん,膵臓がんなどが挙げられる.ただし,いずれも初期症状というよりむしろ進行期における症状として考慮すべきであろう.

A. 身体所見の診察

全身状態や病変部位を把握するために以下が必要である.

①視診による歩行状態,安静時姿勢の異常や体表面の異常を確認すること.

②触診による圧痛部位，痛覚鈍麻などの感覚障害や筋力低下の有無を確認すること．
③既往歴の確認，服薬状況の確認．
④問診による痛みの評価：痛みの経過・持続時間・部位・痛みの強さおよび性状を共有し，可能な限り客観的な評価として記録すること．

B．画像検査

診断技術の向上により，画像診断は必須の検査となっている．ただし，検査方法により感度・特異度の差があるため，身体所見に基づいて適切な方法を選択する必要がある．

▶▶ 単純X線

疼痛を自覚した際に最初に施行されることが多い．腰椎であれば2方向で撮影され，骨破壊や硬化性変化が観察されれば骨転移を疑う．特に溶骨性変化が椎弓根に及んだ場合には正面像において椎弓根像の消失が認められ，脊椎転移の典型的所見として知られている（図4，winking owl sign）．

▶▶ CT

単純X線と比較し，溶骨性および硬化性変化を明確に描出することが可能である．また腫瘍の病理診断に必要となる生検は，組織を容易・安全・正確に採取するためにCTガイド下にて行う．実質臓器の腫瘍は単純CTにて確認可能なことも多いが，造影CTを行うことで腫瘍の広がりやリンパ節転移などがより鮮明となる．

▶▶ MRI

骨内における腫瘍の広がりを描出することが可能である．特に高齢者における脊椎は大半が脂肪髄に置き換わっており，椎体内の腫瘍あるいは骨周囲の軟部組織と正常組織の境界が明瞭に描出されるため，脊髄への圧迫部位を容易に特定可能である．さらに造影剤を使用することにより，発見が困難ながん性髄膜炎（髄膜がん腫症）の診断も可能となる．

▶▶ Bone Scan

全身の骨転移部位を同定するのに使用される．^{99m}Tc-MDPが一般的に用いられる．骨折や外傷・脊椎炎でも集積が認められるため，このような疾患と骨転移の鑑別は困難である．また，甲状腺がん，腎がんや肝がん原発の溶骨性骨転移では，骨スキャン陰性となる例がみられるため注意が必要である．

▶▶ FDG-PET

がん細胞において糖代謝は通常亢進しているため，がん細胞に18F-FDGの集積が生じγ線が放出される．これを検出器でとらえて画像化する．CT画像との合成により作成したPET-CTは，骨およびそれ以外の臓器転移においても部位を特定するのに非常に役立つ．骨スキャンと異なり溶骨性骨転移を診断するのに有用である．糖尿病患者においては，その精度が低下する可能性があることを考慮する．

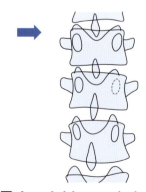

図4　winking owl sign

4 治療

がん性疼痛に対する治療としては，①薬物療法，②放射線療法，③手術治療を組み合わせて行う．

症例4

50歳，男性．約2ヵ月間続く背部〜腰痛により体動困難となり入院精査を行った．右腎がん，多発骨転移と診断されNSAIDsと併用してオキシコドン10 mg/日を開始した．またデノスマブ投与も行った．第2胸椎の骨破壊がみられており（図5-a），放射線治療4Gy×5日間を施行した．この間も骨転移に由来する疼痛が強くオキシコドンを増量したが，嘔気が出現したためフェンタニル貼付剤に剤形を変更した．腎臓摘出術が予定されていたが，歩行障害が出現したため緊急で脊髄除圧および第2胸椎固定術を施行した（図5-b）．

術後，局所の疼痛は軽減し歩行訓練を開始した．歩行器歩行は可能となったが，原疾患の病状進行が著しいため方針を変更し，分子標的薬投与を開始した．その後，体動時痛が再燃したためモルヒネ持続注射を開始したところ，全身倦怠感は改善し歩行能力は維持された．

A. 薬物療法

▶▶ 疼痛軽減を目的とした薬物療法

がん患者の大半が疼痛を自覚し，ほとんどの症例において薬物療法が用いられる．薬物療法に関して，1996年に発表された「WHO方式がん疼痛治療法（以下，WHO方式）」に従い，70〜90％の患者において効果的に痛みの軽減が得られることが示されている．WHO方式では，以下の「鎮痛薬使用の5原則」が提唱されている．

1) 経口的に（by mouth）
2) 時刻を決めて規則正しく（by the clock）

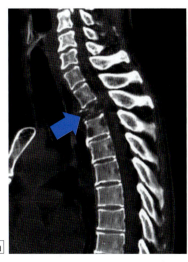 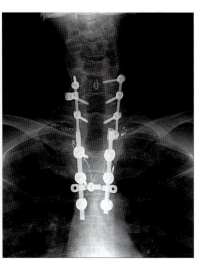

図5 症例4
a：第2胸椎の椎体が破壊されている（↑）．
b：第2胸椎除圧および第6頸椎〜第5胸椎まで固定を行った．

3）除痛ラダーに沿って効力の順に(by the ladder)
4）患者ごとの個別的な量で(for the individual)
5）そのうえで細かい配慮を(with attention to detail)

3）のWHO方式による3段階除痛ラダー（図6）は，第1段階ではNSAIDsもしくはアセトアミノフェンを使用する．効果不十分な症例に対し，第2段階としてコデイン，トラマドールなど軽度から中等度の強さの痛みに用いるオピオイドを開始する．それでも効果が得られない場合に，第3段階としてモルヒネ，オキシコドン，フェンタニルなど中等度から高度の強さの痛みに用いるオピオイドに変更する．内服薬から開始するが，経口投与でコントロールが困難となった場合には貼付薬あるいは皮下投与・静脈内投与への変更が推奨されている．

各段階において，抗うつ薬・抗けいれん薬やステロイドなどの鎮痛補助薬を併用することで十分な症状軽減が得られることもある．ただし，疼痛が非常に強く日常生活がおおいに制限されているような症例では，段階を超えて強オピオイドを使用することも躊躇してはならない．いずれにしても，がん性疼痛においては病状進行に伴う疼痛増強や呼吸困難なども考慮し，治療早期からオピオイドを導入することを念頭に置く必要がある．

▶▶骨転移に対する薬物治療

がんに対する全身治療により，骨転移に対しても治療効果が得られることが知られている．具体的には，積極的に治療介入が可能な症例に対し原発病変に対する化学療法を行うこと，また乳がんなどのホルモン感受性がんに対してはホルモン療法を行うことで転移部位に対する骨修復が期待できる．また近年，骨転移による骨破壊に対し特異的に治療を行う骨修飾薬（bone modifying agents；BMA）を用いることにより，骨関連事象（skeletal related events；SRE）を予防し疼痛軽減につながることが知られている．

（a）ビスホスホネート（ゾレドロン酸，パミドロン酸）：ビスホスホネートは，破骨細胞に取り込まれると破骨細胞の機能を消失させアポトーシスを誘導するため，がんに伴う骨吸収を抑制することが知られている．投与開始後，4週以降に鎮痛効果が得られることが示されている．

（b）ヒト抗RANKLモノクローナル抗体（デノスマブ）：骨に転移したがん細胞により，サイトカインが産生され骨芽細胞のRANKL発現は高まることが確認されている．破骨細胞およびその前駆細胞はRANKL受容体（RANK）を発現しており，

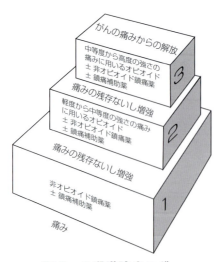

図6　3段階除痛ラダー
(NPO法人日本緩和医療学会緩和医療ガイドライン委員会（編）：がん疼痛の薬物療法に関するガイドライン2014年度版．金原出版，p39，図1，2014より)

RANKL–RANK が結合することにより破骨細胞による骨吸収が促進される．デノスマブはこの RANKL に特異的に結合しその結果，骨関連事象の発生を抑制する．ビスホスホネート同様に投与後 4 週以降において鎮痛効果を発揮する．

B．放射線治療

放射線治療とは，放射線そのものまたは放射線によって発生するフリーラジカルなどが腫瘍細胞の DNA を損傷し，細胞死を引き起こすことで腫瘍量の減少を目的とする治療である．主に骨転移に伴う疼痛緩和目的に対して放射線治療が行われるが，痛みの原因である腫瘍そのものに対する縮小効果も期待できるため，腫瘍の神経浸潤や脊髄圧迫・あるいは腫瘍による肝腫や脾腫などに由来する疼痛に対しても適応となる．

▶▶ 外照射

病的骨折発生前の骨転移に対する疼痛に関しては外照射が非常に有効であり，80％以上の症例において症状緩和が期待できる．一般的に分割照射として 3Gy×10 日間や 4Gy×5 日間あるいは単回照射 8Gy が行われており，疼痛緩和効果はほぼ同等とされている．近年では通常のリニアック装置に加え，強度変調放射線治療（intensity modulated radiation therapy；IMRT）や画像誘導放射線治療（image guided radiation therapy；IGRT）といった放射線をより効果的にターゲットに集中させる機能を備えた機器が普及してきており効果を上げている．

▶▶ 内照射

放射性医薬品であり，いずれもその取り扱いは一定の制限が設けられている．

（1）ストロンチウム（Sr-89：メタストロン®）：β 線を放出する放射性同位元素であり，カルシウム（Ca）と同族元素であるため，骨転移部位（周辺）の造骨活性を有する部位に集積すると考えられている．現在では「固形がん患者における骨シンチグラフィで陽性像を呈する骨転移部位の疼痛緩和」に適応がある．

（2）塩化ラジウム（Ra-223；ゾーフィゴ®）：ラジウムはカルシウム類似体として骨代謝が亢進している骨転移部位に集積し，α 線を放出する．β 線と比較し高エネルギーであり，また組織内飛程は短いため腫瘍組織にのみ効果的に作用するとされる．わが国では 2016 年から注射薬が販売されており「骨転移のある去勢抵抗性前立腺がん」に対して適応となっている．骨関連事象の発生予防のみならず，生存期間を有意に延長する効果が示されているという点で画期的である．

C．手　術

腰痛を中心としたがん性疼痛に対する手術として，原発巣に対する根治的手術と主に胸腰椎転移に対する手術がある．ここでは後者について述べる．

▶▶ 経皮的椎体形成術（症例 1 参照）

以前より骨粗鬆症性椎体骨折および転移性骨腫瘍に対する症状緩和目的で行われている．放射線治療後にも症状が残存した麻痺出現の危険性がない症例には良い適応となる．局所麻酔下でも施行可能な侵襲の低

い手技であるため，がん末期患者に対しても緩和医療の一環として手術を考慮してよい．最近では症例 1 でも述べた BKP がシステム化された製品として販売されており，手技の均一化が図られている．

▶▶ **脊椎後方固定術（症例 4 参照）**

インプラントを用いた固定術は手術機器の性能向上とともに一般的な手技として普及しており，担がん患者に不慣れな脊椎外科医であっても施行可能である．また前記の椎体形成術と異なり，麻痺を合併した症例や切迫麻痺症例に対しても適応があるため，対象となる転移症例は多い．疼痛のみで明らかな麻痺を呈していなければ，透視下・経皮的手技での比較的侵襲の少ない手術も可能である．ただし，術後創感染は難治性であるとともに原発に対する治療継続が困難となるため，症例ごとにそのリスクを考慮する必要がある．

また適応は限られるが，「骨転移部は限局していてさらに原発巣が良好にコントロールされており長期予後が期待できる」という症例においては，脊椎全摘出術を一度は考慮すべきであろう．転移部位を残存させることなく，脊椎不安定性に伴う疼痛症状を改善するため，転移部位に対する根治術とみなすことができる．

5　まとめ

今後もがん自体の治療成績が向上することが期待されるため，長期生存する症例が増えるとともに「がん性疼痛」はいわゆる「慢性疼痛」の一種として捉える必要性がある．緩和ケア専門医だけでなく，がん患者を扱う原発の担当医も疼痛コントロールに対する意識を高めて患者サイドのニーズに合わせた対応が望まれる．

〈参考文献〉

1) 日本緩和医療学会緩和医療ガイドライン委員会（編）：がん疼痛の薬物療法に関するガイドライン 2014 年版．金原出版，2014．
2) 日本臨床腫瘍学会（編）：骨転移診療ガイドライン．南江堂，2015．
3) がんの骨転移に対する予後予測方法の確立と集学的治療法の開発班（編）：骨転移治療ハンドブック 第 2 版．金原出版，2004．
4) 厚生労働省医薬・生活衛生局監視指導・麻薬対策課：医療用麻薬適正使用ガイダンス―がん疼痛及び慢性疼痛治療における医療用麻薬の使用と管理のガイダンス．厚生労働省，2017．https://www.mhlw.go.jp/bunya/iyakuhin/yakubuturanyou/other/iryo_tekisei_guide.html
5) 髙橋俊二：悪性腫瘍の骨転移．骨粗鬆症治療　2015；**14**：234-239．
6) Yang HL, Liu T, Wang XM, et al：Diagnosis of bone metastases：a meta-analysis comparing ^{18}FDG PET, CT, MRI and bone scintigraphy. *Eur Radiol*　2011；**21**：2604-2617．

第Ⅲ章 症例でみる痛み・しびれの実際

第Ⅲ章-12

精神疾患に伴う痛み・しびれ

千葉大学医学部附属病院 精神神経科・緩和ケアセンター　長谷川　直

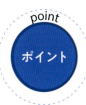

ポイント

1. 痛みは組織損傷に伴う物理的成分のみならず，情動・記憶などの認知的成分を包括した知覚である．
2. 慢性化した痛みについては，物理的成分よりも情動・記憶などの認知的成分が強く影響し，実際に痛みとして知覚している可能性が高い．
3. 慢性化した痛みは，それに伴う情動・記憶・心理社会的な問題をターゲットとした治療を実施することで，痛みの軽減を図ることが可能である．

1　はじめに

　痛みは主観的な知覚体験であるがゆえに他者と完全に共有することが困難であり，他覚的評価が難しい．したがって，痛みに対する反応（痛み行動）[1]，例えば心拍数や血圧の変化，内分泌系の変化もしくはすくみや逃避行動を出力するなどを通して他者に「痛い」ということを伝え，他者はそれを評価する．このため医療者は患者が話す自覚的訴えを含め，痛み行動の増減をもってして治療効果を判定することになる．しかし，痛み行動をもってしても痛みの正確な情報（正確な質・量）は医療者を含め他者には完全には伝わらず，永遠に個人特有の感覚であり続けることになる．それは痛みという感覚事象が持つその多様性による．そのことが慢性疼痛の治療を難治化することにつながる．その診療にあたってまず，医療者は痛みの持つ多様性を頭に入れておく必要がある．

　慢性的に持続する痛みに関して，明確な身体所見が見当たらず精神科に紹介される場合（もしくは身体的な問題があっても痛みが想定される以上に感じられる場合），多くはDSM-5[2]「300.82 身体症状症（somatic symptom disorder），痛みを主症状とするもの」の診断がつく．診断基準上，

身体疾患の存在の有無については言及されていない点は注意しておくべきである．多くの場合，痛みについて精神科に最初から患者が受診することは稀であり，慢性化の経過の中で徐々に精神疾患の関与が疑われるようになり，あるとき「精神科に相談してみては」と身体科の主治医に促されて受診することが多い．そのときにはすでに持続する痛みのみならず，慢性化した抑うつ，自責，不安，怒りなどの負の情動的苦痛とともに仕事・学業，対人関係，娯楽を含む日常生活に多大な支障をきたしていることがほとんどである．後述するが，これらのストレスは痛みを修飾（痛みを増幅，維持）するため，慢性疼痛においては情動や心理・社会的問題への包括的な治療介入を要することが多い．しかも時間が経過するにつれ，おのおのが複雑に絡み合い難治化することが多く，初期対応が非常に大事でありそれにより治療のアウトカムは大きく変わると思われる．

本稿では慢性疼痛患者に対してどのように接し，どのように治療にあたり，どのようなタイミングで専門医にコンサルトすべきかについて述べる．まずは痛みという特異的な感覚事象の持つ多様性について，主に情動・記憶との関係から解説し，一般的な痛みについて知っておくべきことを述べておく．次に慢性疼痛の患者の臨床的特徴を記し，さらにその初期治療に関する注意点や精神科へのコンサルテーションのポイントについて述べた．なお慢性疼痛の精神療法として，一定のエビデンスを持つ認知行動療法の内容の詳細に関しては次稿「心理的因子と痛み」を参考にされたい．

2 痛みと情動・記憶

痛みを治療のターゲットとした際には情動や記憶との関係性をつかんでおく必要がある．痛みについて，国際疼痛学会では以下のように定義されている．

1. 実在するかまたは実在するかもしれない組織損傷に関連または，その損傷に関連して記述される不快な感覚かつ「情動」である
2. 常に不快であるため「情動」的な経験である．多くの人は組織損傷や病態生理学的な原因がないのにもかかわらず痛みを訴える

ここでいう情動とは，簡潔に言えば喜怒哀楽を指している．大切な点は，痛みは組織損傷に伴う物理的刺激のみならず情動を包括した概念であり，組織損傷がなくても痛みを感じることがあるという点である．古代ギリシアの哲学者アリストテレスは痛みを「快楽とは真逆の情緒」と記述し，もともと痛みは情動と考えられていた[3]．17世紀になって哲学者デカルトが痛みを感覚として捉え，教科書にも掲載されている痛みに特異的な疼痛伝導路の仮説を提唱しており，感覚として痛みが捉えられたのはむしろ最近のことである[3]．19～20世紀にかけて物理的な感覚としての痛みの研究が進み華々しく注目を浴びる一方で，痛みの情動論は潜在的に一部の学者によって議論されてきた．それから徐々に，実験学的知見から議論は痛みが感覚か情動かといった点

から，感覚と情動がどのように関わっているのかという点に移行していくことになる．

痛みと情動の関連については，電気刺激を使った痛みと情動に関する興味深い知見が複数存在する．1例を挙げておくと，2つの対象群の一方には痛みがある刺激であることを明確に伝えて刺激を与え，もう一方には痛みという表現を避けて刺激を与えたところ，前者では後者が痛みとは報告しない刺激も痛いと表現したという[3]．これは不安が痛みの感じ方を修飾した例としてよく引用される．日常生活において，われわれも痛みとともに不安が惹起され，また長続きする痛みには抑うつを体験しており，痛みの感覚と情動は同時発生的に，かつ相互作用的に関連していることは想像に難くない．

さらに痛みは記憶と非常に密接な関係性がある．痛みの体験の記憶は2種類あるとされる[3]．一つは特定の痛み体験の記憶，これは過去のあるけがなどの痛みの記憶を「今」の痛みとして繰り返し体験することである．思い出し笑いなど，過去の喜びや悲しみが何かをきっかけに今体験しているかのように想起されるように，過去の痛みも同様に今体験することがある．またもう一つは，過去の痛みの平均像から生まれる「一般化される痛み記憶」である．こちらは今現在の痛みとして体験する記憶ではなく，現在の痛みを「判断する」うえでのソーシャルリファレンス（参考）となるような痛み記憶であり，生まれてから今までの対人関係と深く結び付いている．ソーシャルリファレンスとは，乳幼児精神医学者のロバート・エムディが述べた言葉である．例えば乳幼児が一人歩きをし始めたときに机に頭をぶつけたとする．痛いのは痛いのだが，母親を振り向き，痛いから泣いていいのか，がまんして笑って遊びに戻ったほうがいいのか（痛み行動）は痛みの物理的な量だけでなく，母親がどんな反応をするかということも大きく影響する．このとき乳幼児は，そのときの痛みの体験を母親を通して社会・社交的現象としていかに捉え，行動したらよいかも学ぶ[3]．

このように人間関係を含んだ痛み体験の積み重ねが，将来において痛みの体験を表出する際の「参照資料」となるのだという．痛みは情動を含んだ社会的文脈と密接に連関しながら，物理的刺激とともに記憶に残っていくのである．

以上のような痛みの感覚と情動・記憶との関係性は，最近では情動神経回路という神経学的な裏づけをもって示されるようになってきている．情動神経回路とは，ある感覚事象が有害であることを本能的に個体に認識させるために生得的に獲得している回路である．有害性の判定には扁桃体が中心的な役割を担っている[4]．痛みが侵害受容器において認識されると対側の脊髄視床路を上行し視床に到達し（脊髄視床路），その情報は，直接扁桃体にもしくは大脳皮質を経由して，さらに海馬を経由して扁桃体にというように3つの経路をもってして扁桃体に至る（図1）．このように痛みの物理的情報のみならず，認知・意欲・意思決定・記憶／学習のような高次機能の情報とともに包括的な痛み情報として扁桃体で情報が統合され，結果，扁桃体において快・不快情動を発動することによって痛みの有害性を判定し，下流の神経回路，つまり線条体，視床下部，中脳・脳幹などに伝

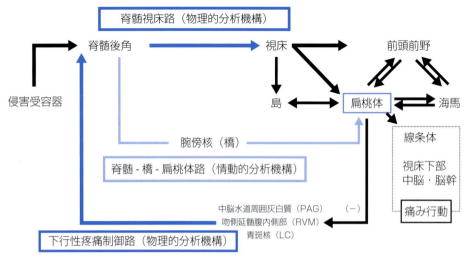

図1 痛みと情動の神経回路

達することで，すくみ・回避などの行動変化，内的環境変化（自律神経系の変化，内分泌系の変化）といったいわゆる痛み行動を生体に引き起こす（図1）[4]．

さらに興味深いことに，先述の脊髄視床路のみならず侵害受容器から対側の脊髄後角にてシナプスを介し，その後，橋腕傍核に投射したのち扁桃体へ直接投射する経路が存在することもわかっている[5]．この経路は比較的早い経路であり直接的かつ即時的な情動誘発に寄与すると言われており，脊髄視床路を痛みの物理的分析機構とするのであれば，情動的分析機構ともいうべき経路である[6]．

やや脱線するが，神経障害性の慢性疼痛の動物モデルにおいて，上記扁桃体−橋腕傍核シナプス伝達は構造変化を伴った形で増強されていることがわかっている[7]．つまり慢性疼痛では，もはや物理的な成分は意味をなさず，情動的な成分の影響が大きいのである．扁桃体で形成された不快情動は大脳新皮質，海馬へフィードバックされ，記憶・認知機能などの高次機能の調節も行っており，痛みと情動・記憶が神経学的に相互作用を持つことが示唆される．

ここで重要なのは，扁桃体からはさまざまな出力があるが，縫線核，青斑核および中脳水道周囲灰白質といったいわゆる下行性疼痛抑制路（物理的分析機構）の起始核は扁桃体から強い抑制性の制御を受けているという点である[4]．つまり，痛みによる扁桃体での不快情動の誘発は，結果として痛みの程度を変える（痛みを増強）のである．このことは，抑うつや不安などの情動が痛みを修飾する事実を裏づけるものである．

3 慢性疼痛に対する精神医学的見地

慢性疼痛は，時に統合失調症や気分障害（うつ病や双極性障害）などの精神疾患の一症状として捉えられることや，慢性疼痛にこれらの精神疾患が併発することも多い[8]．しかし多くの患者は先述した「身体症状症，疼痛が主症状のもの」に非常に近い臨床的特徴を持っている．診断基準を表1に示す．

基準Aの身体症状とはこの場合，痛みである．痛みは感覚（sensation）であり，これらに情動や記憶などの判断が加わったものを精神症候学では知覚（perception）と呼び[9]，慢性疼痛は精神医学的には知覚障害として考えることができよう．また基準Bにあるように慢性的な痛みに対して，極めて高い心配傾向を有している．痛みがひどく恐ろしいものであり有害である，またはやっかいなものであると考え，しかも，しばしば自らの健康状態について強迫的に最悪のことを考えたり，正常な身体感覚を身体疾患に結び付けるといった破局的思考を持つことが特徴である．場合によっては，妄想とまではいかないまでも，妄想に近い念慮と呼ばれる程度にまで，痛みに関連した思考が表出されることもある．

重篤な身体疾患は考えられないという医師の保証は，いずれもつかの間の安心しか与えず，逆にその医師が症状を正当な深刻さで捉えていないと患者に受け取られることがある．また，痛みへの過度な焦点づけが障害の主要な特徴でもあるため，準備なく精神科専門医への紹介を提案すると驚かれるか，または露骨に拒絶されることが多い．反対の医学的証拠があったとしても，自らの症状が医学的に重篤であることを恐れ，その懸念自体が生活の中心事となり日常生活上のほかのことに目を向けることができなくなる．そのため，医学的な支援と保証を求めること，すなわちドクターショッピングを繰り返し，痛みのために健康的な身体活動を含めた日常生活活動を避けることにつながる[2]．痛みの表出がコミュニケーションの中心となることで人間関係上の問題も生じやすくなり，痛みそのものだけでなく，抑うつ・不安などの情動の問題を引き起こすことになる．このような情動の問題は痛みの程度を増強することとなり，痛みの悪循環に陥る[1]．

表1 身体症状症 somatic symptom disorder の診断基準（文献2より）

A．1つまたはそれ以上の，苦痛を伴う，または日常生活に意味のある混乱を引き起こす身体症状
B．身体症状，またはそれに伴う健康への懸念に関連した過度な思考，感情，または行動で，以下のうち少なくとも1つによって顕在化する （1）自分の症状の深刻さについての不釣り合いかつ持続する思考 （2）健康または症状についての持続する強い不安 （3）これらの症状または健康への懸念に費やされる過度の時間と労力
C．身体症状はどれ一つとして持続的に存在していないかもしれないが，症状のある状態は持続している（典型的には6カ月以上）

4 慢性疼痛の治療導入と精神科へのコンサルテーション

慢性疼痛（身体症状症）の薬物療法は，急性疼痛で用いられるようなNSAIDsなどでは治療効果に乏しく，慢性疼痛の中でも特に神経障害性疼痛(neuropathic pain)で一定のエビデンスが蓄積されている抗うつ薬や抗てんかん薬が用いられる[10]．しかし身体症状症と神経障害性慢性疼痛の機序が完全に一致しないこともあり，効果が乏しいことも多く，認知行動療法などの精神療法を用いて慢性的な痛みとうまく付き合うことをサポートする治療が主体となる．

慢性疼痛では前述のように，痛みそのものだけでなく，というよりもむしろそれに伴う情動，社会生活上での困難に伴う苦痛が大きい．繰り返しになるが，それらの問題は時に痛みをより増強する結果につながることも多い．情動の問題や心理・社会的問題に関しては認知行動療法などの介入が十分有効であり，結果として痛みそのものが軽減することもある．ここでは身体症状症患者への接し方について，特に初期治療の段階での注意点を述べる．

参考となるのは，デンマークで開発されgeneral practitionerのトレーニングに用いられているTERM model (The extended reattribution and management model) である[11]．TERMは，Finkらによって開発された機能性身体障害患者への対応方法のトレーニングプログラムであるが，慢性疼痛におおいに役に立つ．TERMでは段階的に患者を理解し治療することを推奨している．紙面の都合上すべてを掲載できないが，最も大事な局面である治療導入における注意点に関してTERMのSTEP1を改変して紹介する．

A. 症状を理解する

慢性的に持続する痛みに対して詳細な身体的な精査が行われ，侵害受容が消失または最初からまったく器質的な問題に根ざしていない場合でも「何も問題ない」とは言うべきでなく，「器質的な所見が見当たらなくても痛みの症状が出ることがあります」と伝えることが大事である．またそのうえで，痛みの部位や性質，時間的変化だけでなく，痛みに伴う情動や記憶，心理・社会的問題について詳細に聴取する．身体症状症では，痛み，情動，心理・社会的問題が複雑に混在している．したがって，症状について分類・整理することで患者自身が症状の全体像を把握することにつながる．実はその作業だけでも患者の症状への恐れを緩和することに役立ち，「自分の症状をあるものとしてきちんと対処してくれている」と患者が感じることで信頼関係の構築に寄与し，すでに治療的である．

また，心理・社会的問題により痛みが出現・増悪することがあることに言及するのがポイントである．その際「痛みは精神的なもの」と伝えると，患者は自分の痛みが気のせいだと思われていると感じ落胆することが多いため，先述のように痛みの持つ物理的分析機構と情動的分析機構について，神経学的機序を図で示しながら説明すると，痛み・情動，またその情動を引き起

こす心理・社会的問題の関連について抵抗なく表出されることが多い印象である．

B. 情動（不安・抑うつ）を評価する

患者はしばしば「痛みのせいで気分が沈む」または「痛みがずっと続くのか不安」，場合によっては「すぐに痛みが取れなければ死のうと思う」と訴えることがある．その際には「その気持ちがあなたにとって大きな問題となっていることがわかる」と共感したうえで，「その気持ちについてもっと話してください」と情動の表出をしっかり促すことが大事である．情動の表出を促す作業を通して，患者の焦点が痛みに関する議論から情動が重要であるといったメッセージがスムーズに伝わる．質問紙を用いて程度を評価するのも有効である．

筆者は，抑うつであれば自己記入式の簡易抑うつ症状尺度（quick inventory of depressive symptomatology；QIDS-J）[12]を，不安であれば不安と抑うつの評価（hospital anxiety and depression scale；HADS）[13]などを用いている．

C. 生活イベント，ストレス，そのほかの外的要因について評価する

痛みが心理・社会的問題に呼応して生じたり，悪化することがあることを説明すべきである．しかし，医師が心理・社会的要因への質問に専念し，身体的な問題を真剣に受けとめず適切に検査しないことを恐れるがゆえに，心理・社会的問題についての考えを明らかにすることを患者は嫌うかもしれない．また心理・社会的問題を聴取することは時間がかかり消極的になる医師が多いかもしれないが，これらを評価し介入することで治療効果は高まることを覚えておくべきである．「慢性的に続く痛みによって生活の中ではどのようなことが起こっていますか」「痛みによって人間関係で困っていることはありますか」「それらをどのように対処しているのですか」などと聞くのがよい．

ちなみに痛みが，情動と心理・社会的問題により発生もしくは増悪・維持される可能性を心理教育しても最初は納得しないこともあるが，治療が進んでいく中で相互作用の関係に患者が徐々に気がつき，その事実を少しずつ受け入れていくため，治療者があせらないことが重要である．

D. 患者が持つ慢性疼痛に関する疾患モデルを評価する

患者が慢性的な痛みについて，どのような疾患モデルを想定しているのかを聴取することは，その対処行動（痛み行動）[1]を医師が知るうえで大切である．その際，その疾患モデルが明らかに医学的に間違っていたとしても，途中で患者の訴えを中断することはしてはならない．疾患モデルを特定することは，痛みについての思考（破局的思考），痛み行動（多くの医療機関を受診する，過剰に鎮痛薬を使用するなど）を知ることであり，その後の認知行動療法での思考や行動の修正を行ううえでも重要なヒントとなる．「このような検査の結果が出ましたが，何か特定の病気ではないかと考えることがありますか」「またそれはなぜですか」「またどのように対処されてい

ますか」などと聞くのがよい．

E. 診断や治療に対する患者の期待を評価する

時に患者は非現実的な治療計画を希望していることも多く，初期の段階で医療者との共通の治療目標を設定しておく必要がある．このことで，のちに患者が適切な検査や医療を提供しない医師として判断し，関係性の構築が困難となることを避けることができる．「こちらを受診された目的は何ですか」「どのような治療が行われるべきだと考えますか」などと聞くとよい．

しかし場合によっては，治療初期だけでなく心理教育が行われた後も随時確認する必要が出てくることがあることに注意すべきである．

以上のプロセスを踏まえたうえで，情動の問題が著しい場合や認知行動療法などの専門治療を行う場合，精神科などの専門医への紹介を考慮してよいかと思われる．認知行動療法では心理教育を行い，早期から呼吸法や筋弛緩法などのリラクゼーション法を学びストレスに伴う緊張を解くといった身体的対処法を体得し，記録表を用いて痛みと破局的思考，注意，情動・記憶，対処行動（痛み行動）の悪循環を認識しつつ，行動変容（痛み行動を減少させる）と認知修正を促すことにより，痛みの悪循環からの脱却を図るものである[14]．すでに前記STEP1は認知行動療法的である点に気づかれるかと思う．

5 まとめ

痛みの特異的性質，特に情動・記憶といった認知的側面を包括した知覚であることを神経学的機序を裏づけとして述べた．さらに慢性疼痛の患者への初期対応のポイントについて TERM model を参考に述べた．慢性化の経過の中で痛みそのものだけでなく，情動的，心理・社会的問題を併発し，むしろそれらが前景になり，それが痛みを増強する悪循環を生じ，患者は文字どおり「苦痛」の日々を送っている．治療上大切なことは，患者の痛みは「気のせい」ではなく「本当」であるということを医師が認識することである．痛みと情動，心理・社会的問題の関係について神経学的機序をもって心理教育し，痛みの物理的治療から情動・記憶，社会生活の問題への介入へ徐々に焦点をずらしていくのが肝であり，悪循環からの脱却を図ることで「苦痛」を軽減することが可能となる．

〈文　献〉

1) Fordyce WE：Behavioral methods for chronic pain and illness. Mosby, St Louis, 1976.
2) American Psychiatric Association：Diagnostic and Statistical Manual of Mental Disorders Fifth ed DSM-5. American Psychiatric Association, Washington DC, 2013.
3) 丸田俊彦：痛みの心理学―疾患中心から患者中心へ．中公新書，1989．
4) 湯浅茂樹：情動の神経回路―扁桃体を中心とした機能的考察．brain medical　2009；21：321-328．
5) Bernard JF, Besson JM：The spino (trigemino) pontoamygdaloid pathway：electrophysiological evidence for an

involvement in pain processes. *J Neurophysiol* 1990 ; **63** : 473-490.
6) Neugebauer V, Li W : Processing of nociceptive mechanical and thermal information in central amygdala neurons with knee-joint input. *J Neurophysiol* 2002 ; **87** : 103-112.
7) Ikeda R, Takahashi Y, Inoue K, et al : NMDA recepter-independent synaptic plasticity in the central amygdala in the rat model of neuropathic pain. *Pain* 2007 ; **127** : 161-172.
8) Polatin PB, Kinney RK, Gatchel RJ, et al : Psychiatric illness and chronic low-back pain. The mind and the spine--which goes first? *Spine* 1993 ; **18** : 66-71.
9) 濱田秀伯：精神医学エッセンス．弘文堂，2005．
10) Dharmshaktu P, Tayal V, Kalra BS : Efficacy of antidepressants as analgesics : a review. *J Clin Pharmacol* 2012 ; **52** : 6-17.
11) Fink P, Rosendal M, Toft T : Assessment and treatment of functional disorders in general practice : the extended reattribution and management model-an advanced education program for nonpsychiatric doctors. *Psychosomatics* 2002 ; **43** : 93-131.
12) 藤澤大介，中川敦夫，田島美幸，他：日本語版自己記入式簡易抑うつ尺度（日本語版 QIDS-SR）の開発．ストレス科学 2010 ; **25** : 43-52.
13) Zigmond AS, Snaith RP（著），北村俊則（訳）：Hospital Anxiety and Depression Scale（HAD 尺度）．精神科診断学 1993 ; **4** : 371-372.
14) John DO，伊豫雅臣，清水栄司（監訳）：慢性疼痛の治療：治療者向けガイド―認知行動療法によるアプローチ．星和書店，2011．

第Ⅲ章 症例でみる痛み・しびれの実際

第Ⅲ章 -13

心理的因子と痛み

千葉大学医学部附属病院 整形外科
臨床心理士　**清水啓介**

ポイント

1. 痛みに関する誤った記憶が痛みを慢性化させる．
2. 痛みの訴えではなく，痛みによって生じている否定的思考を傾聴し，修正する．
3. 痛みがあっても行動を促し，生活の質を向上させることが疼痛軽減の第一歩．

典型症例 1　40歳代，男性

現病歴　軽度の椎間板変性を認めるものの腰痛の訴えが強く，受診時は車椅子を使用．ADLは自立しているにもかかわらず，それに見合わない痛みの訴えを続けており，医療サイドの説明に対し懐疑的・易怒的である．薬物治療，神経根ブロックなどすべて無効であり診断書記載を毎回要求．手術適応もなく治療が滞っていたところ，筆者の外来へ紹介となった．数回の面接で，職場で居場所がないことが明らかとなり『自分は窓際社員』との発言もあった．

>>> 解説は本文最後

典型症例 2　70歳代，女性

現病歴　軽度の腰椎椎間板ヘルニアを認めるも画像所見に見合わない痛みを訴え，テレビの情報をもとに全国の名医を転々とドクターショッピングしている様子．ADLは自立しており性格も明るいが神経質．20年前の痛みが嫌でたまらず，痛みが出ないよう，どのような行動をすると痛みが出るのかを常に詮索している．

>>> 解説は本文最後

典型症例 ③	50歳代，女性
現病歴	腰椎椎間板ヘルニアの手術後，疼痛軽快せず悪化をたどっている．主治医に「痛いはずがない」と言われたこと，立位を支持され歩行をみられ「歩けるじゃん」と言われたことが非常に不快であるという．「わかってもらえるまで治るつもりはない」という言葉まで述べている．

>>> 解説は本文最後

1 痛みと心理因子の関係性

　前稿でも述べたように，痛みとは「痛い」という感覚性の体験であると同時に「不快」な情動体験でもある[1]．もし痛みがあるときに「気持ちがよい」と感じてしまえば人間は自らを傷つけ続け死に至るであろう．命を維持するうえで，痛みがあるときに不快な気分になることは大変重要である．

　痛みは，組織損傷を悪化させないよう不快な気分になることで行動を規制するための感覚でもある．事実，痛み刺激は一次体性感覚野へ投射されるのと同時に，運動野，運動前野，頭頂葉，前頭葉，後頭葉，島，前帯状回皮質とともに，皮質下の構造を賦活し，その結果，痛み刺激により恐怖・恐れなどの情動反応が引き起こされる．ここで初めて痛み刺激が「痛い」と認知されるのである．このようにして，人は痛みを感じると同時に恐怖などの不快体験を感じる．痛みとは，痛み刺激と不快感情がミックスされたものであり，痛みと心理的因子は非常に関係が深いと言える．

　このように，痛み刺激それ自体が不快な体験ではあるが，それが治癒せず慢性化すると治療する側も困り果てることが多く，それが患者の医療不信につながり，なかなか痛みを理解してくれない家族に対する怒りや職場での対人交流の疎外感も生じやすくなる．そうしているうちに「誰も自分のことをわかってくれない」と怒りや劣等感が上乗せされることとなり，不快情動がさらに強くなるため痛みは悪化する．これが，慢性疼痛患者の痛みの心理的因子と言われる部分の多くを占める．

　はじめからストレスや心理因子が先行して痛みが生じている場合だけではなく，このように治療の過程で心理因子が出てくる症例も多い．心理因子が疑われるからと日々の生活の中での社会的ストレスや心理イベントをいきなり聞き，そのせいで痛みが出ていると結論づけるのは治療者としては時期尚早である．まずは，「痛いはずがない」と痛みを否定することなく，心理的因子によって痛みが生じるメカニズムを説明しながら傾聴の態度を示すことが治療の第一歩である．筆者の外来に通院している患者も初めてお会いする際は「お先真っ暗

です」「自分のことは誰もわかってくれない」「とにかく何を言われても痛い」と，医療不信に陥っている患者は多い．まずは，痛みの話を聞くとともに，痛みのせいで体験している不快情動体験を理解しようとすることが，慢性疼痛患者と安定した信頼関係を形成するために有用である．このように，画像所見がなくとも心理的な要因や痛みに対する否定的な考えを持つだけで痛みが遷延する可能性は多分にある．

2 心因性の痛みが疑われる場合の診察フローチャート

『心身症診断・治療ガイドライン2006』の中に，「心身症としての慢性疼痛の診断ガイドライン」[2]（図1）がある．6カ月以上続く慢性の痛みがある場合，治療関係を構築したうえで器質的疾患，精神疾患の有無を評価し，存在する場合はその治療を開始する．それらが除外された場合，①身体的因子，②心理的因子，③認知行動学的評価，④痛みによる生活障害の評価を行い，疼痛の発症因子，持続因子，増悪因子を時系列的に整理し治療方針を立てていく．これは本人からの情報だけでなく家族からの情報も重要となる．評価をせずにやみくもに心理学的治療をしては，かえって信頼関係が破綻し医療不信に陥るため，詳細に評価を行い，その結果に基づいてインフォームドコンセントを取る必要がある．

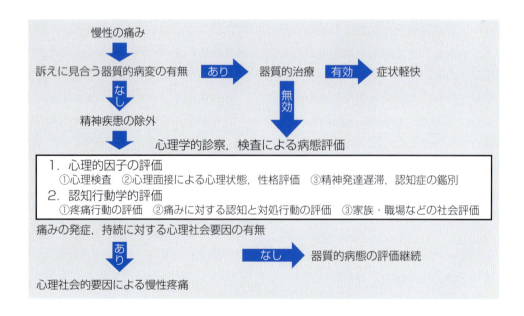

図1 慢性疼痛診断のフローチャート
〔小牧 元，他（編）：心身症診断・治療ガイドライン2006 エビデンスに基づくストレス関連疾患へのアプローチ．協和企画，p182，図8-1，2006より引用改変〕

3 痛みの原因として心理的要因が疑われた場合どうするか

　異常所見がない，または訴えの強さが所見に見合わない場合，心理的因子の関与を疑うのは当然であるため，筆者の外来（臨床心理士による慢性腰痛外来）に紹介されることとなるのだが，医療不信を訴える患者は多く「どうせわかってもらえない」という態度で話を始める患者が多い．聞いていると「痛いはずがないと言われた」「どこも悪くないと言われた」と述べる患者が多いのだが，先に述べたとおり，痛みはあくまで情動などを含む中枢神経全体が関係する自覚症状であり，「画像所見がない＝痛みがない」ではない．「痛いはずがない」という説明は不適切であり，かえって患者の医療不信を招き，不快情動から痛みを遷延させてしまう．また，身体所見に軽度の異常を認めるもそれに見合わない痛みを訴える場合に外科治療がなされることもあるが，痛みが改善しないとのことで心理の外来へ紹介されることもある．この場合，患者は痛みの原因は身体的なもの，手術のせいであると思い込んでいることが多く，痛みに対する修正が困難であり，心理的治療の同意を得るまでに大変時間がかかることが多い．画像所見に見合わない痛みを訴える場合，診断的な意味合いで手術に踏み切る前に心理的因子のアセスメントをすべきであろう．

　また，痛み自体が器質的な痛みの結果として抑うつ気分や不安感を強めることがある．このような精神症状は痛みの閾値をさらに下げて，痛みを感じやすくする場合がある．痛みは心理状態によっても引き起こされることを伝え，なるべく痛みがあっても活動的になるよう心理的な支援をするほか，必要に応じて認知行動療法などの思考や行動にアプローチをする専門外来に紹介するとよい．

4 痛みの心理療法

A. 日常診療でできる認知行動療法的アプローチ

　実際の診療場面で，診察の傍ら膨大な時間を使って認知行動療法を実践することは事実上不可能である．本項では，日常診療において可能な認知行動療法的な診療アプローチについて説明する．

　認知行動療法はすでにうつや不安の治療として確立していた治療モデルを痛み治療に応用したものである．慢性痛の認知行動療法は数多くのランダム化比較試験で有効性が検証されている[3]．痛みを取り除くことよりも患者のADLやQOLを高めることが治療の基本指針である．

　末梢神経で生じた痛み刺激は脳に至りそこでさまざまな情報が加わって「痛い」と感じる．これは個人の主観的体験であり，他者がその発生を直接知ることはできない．よく患者が「どうせ先生には私の痛みはわからない」と言うがこれは事実であり，

知る術がない．だからこそ認知行動療法では，痛いと口にする，痛みをかばう，痛みによって生じているネガティブな思考・行動という，客観的に観察可能な「痛み行動」を治療対象とし，それを減少させることを目的とする．痛みを治療対象とし低減させるわけではない．あくまで痛み行動を減少させ適応的な行動を増やし，思考を肯定的なものへと変容させ快感情を賦活していくことが目的である．治療開始前にこの点をしっかりと整理し同意を得てから治療に入らないと，結局「心理療法じゃ何も変わらない」と，よけいに患者の痛みが遷延することを助長する結果となる．

認知行動療法では，患者の痛み行動に対する強化を行わないことでその出現頻度を減らし，ADLやQOLの向上につながる発言や行動を強化することで患者を導く．具体的には，痛み行動には積極的な関心を示さない，患者の要求に応じた侵襲的治療を行わない，痛みの除去以外のADLに関する目標を探し，改善があった場合には積極的に賞賛をするなどの働きかけが望ましい．筆者ははじめから痛みの聴取は最低限にとどめ，痛みによって生活上どのような変化が起きているかを尋ねる．また，治療の経過の中でどのような良い変化が起きているかを聞き，治療の目的が除痛ではなくADLとQOLの向上であり，それこそが除痛の第1ステップとなることを伝えていく．このような働きかけが患者の痛みに対する誤った認知に変化をもたらすと言えよう．

ただし，認知行動療法的アプローチがすべての患者に有効とは言えず，行動をコントロールされることが苦手な患者も存在する．医療的な指導が入りにくい患者は不向きであることが多い．そういった場合，傾聴しつつ支持的に関わる痛みのカウンセリングが推奨される．

B. 痛みのカウンセリング 「痛みの訴え」は傾聴しない？

痛みに思い悩む慢性疼痛の患者にカウンセリングを施そうと，痛みの訴えをじっくりと聞いてしまってはいけない．それでは医師の傾聴が報酬となり疼痛行動を強化するだけである．病態の重い患者は聞くことでかえって具合が悪くなることがある．何を聞き，何を聞かないかは医療者がしっかりと見極めつつカウンセリングを進めなければならない．

カウンセリングという行為について，話を優しく聞くだけに過ぎないと考え治療効果に疑問を感じている人はたくさんいる．しかし心理学の分野では聞くこと（hearing）は受け身であるが，聴くこと（listening）はアクティブな行為であると言われている．先に述べたように，話のどの点に反応したり反応しなかったりするかは治療者が選ぶことができるので，適応的な行動には肯定的に受容的に反応することで行動は増えるし（強化），非適応的な行動は中立的な立場で反応しないことで患者の行動は減っていく（弱化）．中立的ということは，肯定も否定もしないということである．非適応的な行動は傾聴せず，適応的な行動に対して報酬を与えるのがよい．痛みの訴えの傾聴は情報収集程度にとどめ，その背後にある苦悩を傾聴することで治療介入をしていくが，患者は医療不信に陥っていたり

痛みは誰にもわかってもらえないものと思い込んでいたりすることが多い．いきなり心理因子を聞き出すような治療になるのではなく，信頼関係形成のため痛みをわかろうとする姿勢を見せつつ，心理的因子で痛みが出るということを理論的にわかっていただくことから治療が始まる．

C. 日記のすすめ

そもそも人間は非常にネガティブな動物である．生命維持のために危険を回避するため，常に危険を探すのである．たとえ良いことがあったとしても，嫌なことが1回でもあるとその日はまるで1日中嫌なことばかりであったかのように錯覚することはないだろうか．

嫌な体験を引きずり，あたかもいま体験しているような気分になるというトラウマ体験はあっても，良いことをいつまでも思い出しニヤニヤする人がいるだろうか．痛みも同様，痛みが落ち着いていたとしても，痛い時間が少しでもあればわれわれは本能的に「今日も痛かった」と思ってしまうものである．こうして誤った痛み学習が蓄積され「自分は痛みが治らない」という否定的な思考に陥ってしまう．

そうならないよう，筆者は「日記」を推奨している．これはよく慢性痛の人が書く"痛み記録"ではなく，"痛みが気にならなかった記録"である．日常生活でも多くのことは人間の脳内では無意識下で処理され，重要なことが意識下で処理される．残念なことに「痛みがある」という体験は生命維持にとって重要なことであるため意識されるが，「痛みがない」という体験はあまり重要でないため無意識下で処理される．思い起こせば痛みがあるときは強烈にそのことを意識するが，痛みがないときに「気持ちが良いな」と痛みの不在を意識できる人は少ない．日記を使い，痛みが落ち着いていた経験を記載し，意識下に置くことで「●●しても痛みがない」，という経験を再学習し，痛みを減弱させることができよう．

1日を振り返って"痛くなかった"という経験を思い起こし続けることで，最終的には行動している最中にリアルタイムで「痛みがなくて気持ちが良いな」と思えるようになれることが目的である．

典型症例 1 （162頁）の解説

A. 社会的疎外が原因となって腰痛が遷延している40歳代男性

本例は面接を重ね，上司とのコミュニケーションの仕方を変え，自ら転職を決断することで腰痛の軽快を認めた．

人間は社会的阻害を受けると「精神的痛み」を覚え，社会的に認められかつ好評を得ると「快感」が得られる仕組みを持っている．近年，侵害刺激を受けたときに活性化される

脳部位（背側前部帯状回・島皮質前部）が社会的疎外感，劣等感を感じるような社会的刺激に反応し，活性化することが報告されている[5]．痛みの病歴・成育歴を聴取しながら，痛みによって職場や学校，家庭で疎外感を受けていないか，またはもともと社会的な疎外感があり，このような痛みが生じやすい状況にあったのかを知ることは大変重要であるが，しばしば社会的調整が必要なことも多いため，必要に応じて専門の相談機関や行政窓口を紹介，産業医との連携をする必要がある．

典型症例 ❷（162頁）の解説

B．学習性の痛みがある70歳代女性

　「ある行動をとると痛い」「この体勢をとると痛い」と行動と痛みが関連づけられて学習されている．自身の身体のあら探しをしている状態である．認知行動療法を実施し，行動と痛みの誤った関連づけ学習を修正することで疼痛の軽減を図った．

　ある行動の後に好ましい刺激や環境変化（強化子）を与えればその行動の頻度は増え（正の強化），反対に好ましくない刺激や環境変化（罰子）を与えると，行動の頻度が下がる（弱化）．このような学習をオペラント学習と呼ぶ．慢性疼痛に例えれば「痛いと言う」「顔をゆがめる」「身体をさする」などの痛み行動は，他者に痛みの存在を知らせ「労りの言葉」や「代わりに荷物を持つ」などの反応を引き起こす（強化子の出現）．このような他者からの共感，労り，現実的な苦痛の回避などの好ましい状況が生じると痛み行動は増える（正の強化）．逆に痛み行動に対して他者が関心を向けない，否定的な返答をされるなどの好ましくない変化が生じると（罰子の出現），その頻度は減少する（負の強化）．他者や環境の働きかけが「痛み行動」の増加・減少を決める強化子，罰子として働くのである．

　慢性痛の発生と維持にはこのような学習が大きく関わっている．もともと痛みは身体的な危険を知らせる信号であるため，人は痛みを体験すると患部の固定，安静，行動制限など痛みを生じさせない行動を選択する（痛み回避行動）．特定の行動の後に痛みが生じるという体験が繰り返された結果，その行動と痛みの体験が関連づけられ，学習，記憶され，痛みを引き起こす行動は行われなくなる．行動と痛みに直接的な原因がなくとも，患者が誤ってそこに関連があると学習してしまうこともある．また，「無理をすると悪化する」などの悲観的な予測も痛み回避行動を生じさせる．そのような学習を経て，過度の痛み回避行動が長時間持続すると，痛覚過敏，廃用性症候群などの身体的変化が生じ，より痛みを体験しやすくなる．しかし，患者は動いて痛むのは痛めたところが治っていないため，という誤った信念を抱き，ますます痛み回避行動が増加する悪循環に至る．痛みの訴えを

傾聴することでさらに痛みを強化させることがあるため，治療者としては痛みではなく，痛みによって生じている苦悩を傾聴し，安静ではなく行動を促すよう支援していく必要がある．

典型症例 3 （163頁）の解説

C. 医療不信から痛みが生じている50歳代女性

　家庭環境が複雑であり，幼少期より両親との愛着形成が十分になされておらず，他者から自分がわかってもらえないことに対し非常に敏感である．客観的に見て疼痛が軽快していても，軽快を指摘すると非常に不快である様子．医療のみならず日常生活においても信頼関係形成が困難である様子であったため，生活歴を丁寧に追いながら幼少期から持っている葛藤を整理し，対人コミュニケーションをメインターゲットとして治療をすることで，医療との信頼関係形成がなされ疼痛は劇的に改善した．

　本症例のように幼少期に愛着形成不全や虐待などがある場合，自己肯定感が低い傾向にあり，他者から自分が認められないことに対し非常に強い不快感情を呈すことがあるため，結果的に疼痛は強くなる．主治医に痛みをわかってもらえないと述べるケースが多く，まずは痛みの存在を認めることが重要となる．

〈文　献〉

1) Pain terms：a list with definitions and notes on usage. Recommended by the IASP Subcommittee on Taxonomy. *Pain* 1979；**6**：249.
2) 小牧　元，久保千春，福士　審（編）：心身症診断・治療ガイドライン2006 エビデンスに基づくストレス関連疾患へのアプローチ．協和企画，2006；pp178-203.
3) Ehde DM, Dillworth TM, Turner JA：Cognitive-behavioral therpy for individuals with chronic pain：efficacy, innovations, and directions for research. *Am Psychol* 2014；**69**：153-166.
4) 山本達郎，田代雅文（編）：慢性痛の心理療法ABC．文光堂，2006；pp73-74.
5) Eisenberger NI：The pain of social disconnection：examining the shared neural underpinnings of physical and social pain. *Nat Rev Neurosci* 2012；**13**：421-434.

第IV章

痛み・しびれのトピックス

第Ⅳ章 痛み・しびれのトピックス

第Ⅳ章-1

運動器の痛みとロコモティブシンドローム

聖隷佐倉市民病院 整形外科　岸田俊二

ポイント
1. ロコモは運動器の障害により移動機能の低下をきたした状態である．
2. 日本の高齢問題にロコモ対策は必要不可欠である．
3. ロコモ対策は若いときから必要である．

1 日本の高齢問題——2025年問題

　内閣府の発表によれば，日本の2015年における高齢化率は26.7％である．総人口は2010年の1億2,806万人をピークに減少に転じているが高齢化率は上昇し続け，2065年には38.4％でピークに達すると推計されている[1]．1947〜49年に生まれた団塊世代が後期高齢者入りする2025年は高齢問題を考える象徴的な年である．現代医療の進歩に伴う健康寿命の延伸を考えると，後期高齢者数の急増は介護が必要な人の急増を示す．骨折，転倒や関節疾患といった運動器の障害は要支援・要介護の主要な原因であり，その対策は急を要する．

2 ロコモティブシンドロームとは

　ロコモティブシンドローム（以下，ロコモ）とは，運動器の障害によって移動機能の低下をきたした状態[2]であり，ロコモが進行すると介護が必要になるリスクが高くなる．ロコモは日本整形外科学会が2007年に提唱した日本発の概念である．高齢者の運動器疾患の特徴は変形性脊椎症や変形性関節症，骨粗鬆症に伴う骨折，サルコペニアといった加齢変化に伴う運動器疾患が互いに関連して人の移動能力を低下させることである[3]．

　ロコモは若年期には運動不足による筋力低下や腰痛，関節痛から始まる．各運動器要素の加齢性変化が進むことで骨粗鬆症と

それに伴う骨折，下肢の変形性関節症，脊柱管狭窄症，筋量低下を意味するサルコペニアといった疾患に進展する．これは疼痛，関節可動域制限，筋力低下，バランス低下を生じ，歩行障害を引き起こす．そして歩行障害は筋力低下を増幅する．これが運動器障害の負のサイクルとなり，次第に生活活動が制限され介護が必要な状態になる．疾患として治療が必要になる前にロコモ対象者を捉えて移動能力低下を予防する，あるいは遅らせることが人々の自立した生活のために必要である．

3 高齢者だけではないロコモティブシンドローム

ロコモは移動機能に焦点をあてているため，疼痛による歩行能力低下を引き起こす下肢の変形性関節症，骨折の要因となる骨粗鬆症，間欠性跛行の原因になる腰部脊柱管狭窄症が従来から対策疾患として考えられてきた．近年では，成長期におけるスポーツ障害や運動不足に伴う肥満でも将来のロコモが懸念されるため，子どものロコモという概念が議論されている．また若年女性のやせ願望は将来的な骨粗鬆症リスクになるというように，ロコモ対策は高齢者の介護予防という観点を超えた運動器対策が必要になってきている．

4 ロコモティブシンドロームとフレイル

"Frailty"は1980年代から欧米を中心に老年学分野で使用されていた概念である．Frailtyは日本語訳では「虚弱」となるが，加齢に伴う不可逆的に老い衰えた状態という印象を与えていたとして，日本老年医学会はfrailtyの日本語訳として「フレイル」を使用する提言を行った[4]．フレイルは「加齢とともに心身の活力（運動機能や認知機能など）が低下し複数の慢性疾患の併存などの影響もあり，生活機能が障害され心身の脆弱性が出現した状態であるが，一方で適切な介入・支援により，生活機能の維持・向上が可能な状態像」と定義される．フレイルには体重減少や筋力低下などの身体的側面，気力低下や認知症といった精神神経的側面，孤立した生活や外出困難といった社会経済的側面の3つの要素が指摘されている．

身体的フレイルの原因はサルコペニアに代表される高齢者の筋力減少とそれに伴う移動能力の低下に着目しているのに対して，ロコモの定義は運動器の障害による移動能力の低下と改められた．これは運動習慣の欠如やスポーツ障害，事故による外傷といった若年期からの運動器障害の予兆を放置することなく，重症化を予防するというコンセプトによるものである．

5 ロコモティブシンドローム度判定方法

A. ロコチェック

ロコモは歩くのがおっくう,すぐエレベーターを使うといった,軽微な移動機能の低下から始まる.ロコモは単一の疾患ではなく複合的な運動器機能不全から始まるため,一般市民が自分で運動器の衰えを自覚することが重要である.自分自身で気づくことが早期の対処に重要であることから,ロコチェックが作成された(図1).7つの項目についてセルフチェックを行う.7つのロコチェックは以下のとおりである.

1. 片脚立ちで靴下がはけない
2. 家の中でつまずいたりすべったりする
3. 階段を上がるのに手すりが必要である
4. 家のやや重い仕事が困難である
5. 2 kg程度の買い物をして持ち帰るのが困難である
6. 15分くらい続けて歩くことができない
7. 横断歩道を青信号で渡りきれない

7つの項目のうち1つでも該当する場合,ロコモの可能性ありと判定する.

B. ロコモ度テスト

若年者やロコモの初期段階では,歩行スピードの低下や易疲労感といった運動機能低下はみられるものの,生活状況の悪化が表面化していないケースがある.またロコチェックは本人の主観にたよった設問であり数値化が困難である.こういった指摘から,①若年層から使える,②客観的で数値化できる,ことを目的としてロコモ度テス

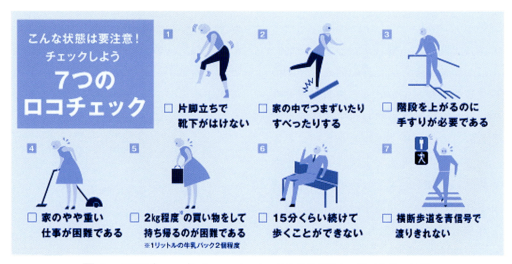

図1 ロコチェック(ロコモチャレンジ!推進協議会の許可を得て転載)
7つのロコチェックで1つでもあてはまるとロコモの危険性がある.

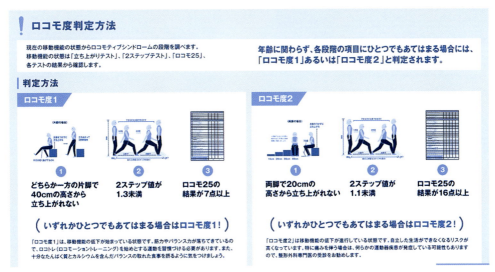

図2 ロコモ度判定法（ロコモチャレンジ！推進協議会の許可を得て転載）
ロコモ度1とロコモ度2を判定．

トが開発され，2013年に日本整形外科学会から公表された．これは後述する村永らが提唱した立ち上がりテスト[5]と2ステップテスト[6]による2つの運動テストとロコモ25[7]と呼ばれる，25項目からなる自記式質問票によるアンケートで構成されている．日本整形外科学会はロコモ度の臨床判断値を決定した．これはロコモの予防・治療・予後などを判定するための基準となる値である．

ロコモ度テストの臨床判断値は3つの尺度がそれぞれ2段階に設定されている（図2）．ロコモ度1は移動機能の低下が始まっている状態である．筋力やバランス能力が落ちてきている可能性があるが，まだ日常生活に支障をきたすまでには至っていない．この段階では運動を習慣づけることが重要である．ロコモ度2は移動機能の低下が進行している状態であり，自立した生活ができなくなっているリスクが高くなっている．なんらかの疼痛を伴う場合は，運動器疾患の発症も念頭に置き医療機関の受診が勧められる．

C．立ち上がりテスト

立ち上がりテスト（図3）は，高齢者の下肢筋力を簡便に測定するために使用される．下肢筋力テストには大腿四頭筋筋力を体重で除した体重支持指数（weight bearing index，以下WBI）が一般的であるが，専用の計測機器が必要でありスクリーニングには煩雑である．立ち上がりテストはWBIと正の相関があることが示されている[5]．片脚40 cm不可の場合，ロコモ度1，両足20 cm不可の場合はロコモ度2と判断する．

D．2ステップテスト

歩行能力の推定は日常生活機能や転倒リスクの予測に有用である．一般に行われる

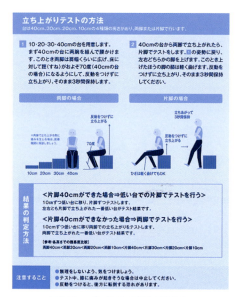

図3　立ち上がりテスト

（ロコモチャレンジ！推進協議会の許可を得て転載）

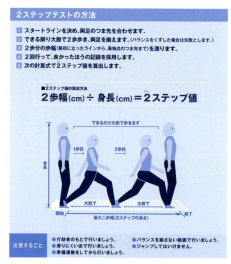

図4　2ステップテスト

（ロコモチャレンジ！推進協議会の許可を得て転載）

■この1ヵ月のからだの痛みなどについてお聞きします。						
Q1	頸・肩・腕・手のどこかに痛み（しびれも含む）がありますか。	痛くない	少し痛い	中程度痛い	かなり痛い	ひどく痛い
Q2	背中・腰・お尻のどこかに痛みがありますか。	痛くない	少し痛い	中程度痛い	かなり痛い	ひどく痛い
Q3	下肢（脚のつけね、太もも、膝、ふくらはぎ、すね、足首、足）のどこかに痛み（しびれも含む）がありますか。	痛くない	少し痛い	中程度痛い	かなり痛い	ひどく痛い
Q4	ふだんの生活でからだを動かすのはどの程度つらいと感じますか。	つらくない	少しつらい	中程度つらい	かなりつらい	ひどくつらい
■この1ヵ月のふだんの生活についてお聞きします。						
Q5	ベッドや寝床から起きたり、横になったりするのはどの程度困難ですか。	困難でない	少し困難	中程度困難	かなり困難	ひどく困難
Q6	腰掛けから立ち上がるのはどの程度困難ですか。	困難でない	少し困難	中程度困難	かなり困難	ひどく困難
Q7	家の中を歩くのはどの程度困難ですか。	困難でない	少し困難	中程度困難	かなり困難	ひどく困難
Q8	シャツを着たり脱いだりするのはどの程度困難ですか。	困難でない	少し困難	中程度困難	かなり困難	ひどく困難
Q9	ズボンやパンツを着たり脱いだりするのはどの程度困難ですか。	困難でない	少し困難	中程度困難	かなり困難	ひどく困難
Q10	トイレで用足しをするのはどの程度困難ですか。	困難でない	少し困難	中程度困難	かなり困難	ひどく困難
Q11	お風呂で身体を洗うのはどの程度困難ですか。	困難でない	少し困難	中程度困難	かなり困難	ひどく困難
Q12	階段の昇り降りはどの程度困難ですか。	困難でない	少し困難	中程度困難	かなり困難	ひどく困難
Q13	急ぎ足で歩くのはどの程度困難ですか。	困難でない	少し困難	中程度困難	かなり困難	ひどく困難
Q14	外に出かけるとき、身だしなみを整えるのはどの程度困難ですか。	困難でない	少し困難	中程度困難	かなり困難	ひどく困難
Q15	休まずにどれくらい歩き続けることができますか（もっとも近いものを選んでください）。	2～3km以上	1km程度	300m程度	100m程度	10m程度
Q16	隣・近所に外出するのはどの程度困難ですか。	困難でない	少し困難	中程度困難	かなり困難	ひどく困難
Q17	2kg程度の買い物（1リットルの牛乳パック2個程度）をして持ち帰ることはどの程度困難ですか。	困難でない	少し困難	中程度困難	かなり困難	ひどく困難
Q18	電車やバスを利用して外出するのはどの程度困難ですか。	困難でない	少し困難	中程度困難	かなり困難	ひどく困難
Q19	家の軽い仕事（食事の準備や後始末、簡単なかたづけなど）は、どの程度困難ですか。	困難でない	少し困難	中程度困難	かなり困難	ひどく困難
Q20	家のやや重い仕事（掃除機の使用、ふとんの上げ下ろしなど）は、どの程度困難ですか。	困難でない	少し困難	中程度困難	かなり困難	ひどく困難
Q21	スポーツや踊り（ジョギング、水泳、ゲートボール、ダンスなど）は、どの程度困難ですか。	困難でない	少し困難	中程度困難	かなり困難	ひどく困難
Q22	親しい人や友人とのおつき合いを控えていますか。	控えていない	少し控えている	中程度控えている	かなり控えている	全く控えている
Q23	地域での活動やイベント、行事への参加を控えていますか。	控えていない	少し控えている	中程度控えている	かなり控えている	全く控えている
Q24	家の中で転ぶのではないかと不安ですか。	不安はない	少し不安	中程度不安	かなり不安	ひどく不安
Q25	先行き歩けなくなるのではないかと不安ですか。	不安はない	少し不安	中程度不安	かなり不安	ひどく不安
回答数を記入してください →		0点＝	1点＝	2点＝	3点＝	4点＝
回答結果を加算してください →		合計				点

ロコモ度判定方法	
ロコモ度1	ロコモ度2
ロコモ25の結果が7点以上	ロコモ25の結果が16点以上

図5　ロコモ25（ロコモチャレンジ！推進協議会の許可を得て転載）

歩行能力テストには10 m歩行速度や6分間歩行速度があるが，広い場所が必要なことや時間がかかるためその測定は煩雑である．歩行速度は歩調と歩幅の積で求められるが，2ステップテスト（図4）と歩行速度は高い相関がみられる[6]．2ステップ値1.3未満の場合はロコモ度1と判断し，2ステップ値1.1未満でロコモ度2と判断する．

E. ロコモ25

ロコモ25（図5）は運動器の痛みや日常生活の困難度，社会参加といった運動に関する対象者の状況を幅広く把握しようとする自記式質問票である．疼痛，日常動作，移動能力，転倒に対する不安，ADL（日常生活動作），社会的活動など運動機能に関連する可能性の高い項目をすべて網羅できることに主眼を置いている[7]．

6 ロコモティブシンドローム対策

ロコモの原因となる運動器疾患は加齢による変性が主因であるが，骨や筋肉は活発に形成と吸収を繰り返している．また骨折予防で重要な転倒予防にはバランス能力が重要である．運動器障害の原因には，加齢要素だけではなく後天的要素があり対処が可能である部分も大きい．

高齢者では加齢による変性変化がすでに始まっていることを考慮し，安全に運動ができることが必要であること，文献的裏づけがあることを考慮して，日本整形外科学会では2種類の運動をロコモーショントレーニング（ロコトレ）（図6）として推奨している．下肢筋力を高めるためのスクワットとバランス能力を高めるための開眼片脚立ち（開眼片脚起立）である．

スクワットは下肢全体の筋力を効率よく強化するための運動である．肩幅程度に両脚を広げつま先はやや広げた状態から始める．立位から膝が90度屈曲するまでゆっくり曲げていき，再びゆっくり立ち上がる動作を繰り返す．1セット5〜15回程度を1日2〜3セット行う．腰を下ろす動作のとき，膝がつま先より前に出ないようにするのが重要である．正しい方法で行うことで大腿四頭筋だけでなく，大殿筋やハムストリングを効果的に鍛えることができる．

開眼片脚立ちは，バランス能力の向上を目的に行う運動で左右脚とも1分間を1日2〜3セット行う．バランス能力を高めることで転倒予防効果を期待している．近くに机や椅子のような安定してつかまれるものを準備して転倒の危険に配慮することが重要である．

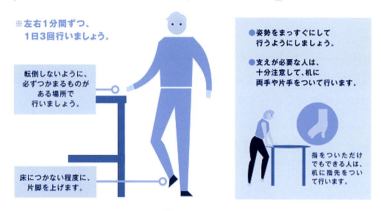

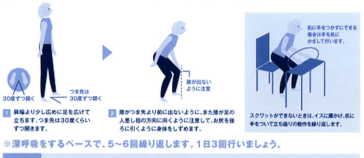

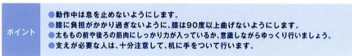

図6 ロコトレ―開眼片脚立ちとスクワット
（ロコモチャレンジ！推進協議会の許可を得て転載）

〈文 献〉

1) 内閣府：平成29年版高齢社会白書概要版第1章第1節．http://www8.cao.go.jp/kourei/whitepaper/w-2016/html/gaiyou/s1_1.html（2018年7月閲覧）
2) 日本整形外科学会：ロコモパンフレット2015年度版．https://www.joa.or.jp/public/locomo/locomo_pamphlet_2015.pdf（2018年7月閲覧）
3) 中村耕三：ロコモティブシンドロームの概念と疫学―概要．日本医師会雑誌特別号（1） 2015；**144**：S30-S33．
4) 日本老年医学会：フレイルに関する日本老年医学会からのステートメント．https://www.jpn-geriat-soc.or.jp/info/topics/pdf/20140513_01_01.pdf（2018年7月閲覧）
5) 村永信吾：立ち上がり動作を用いた下肢筋力評価とその臨床応用．昭和医学会雑誌 2001；**61**：362-367．
6) 村永信吾，平野清隆：2ステップテストを用いた簡便な歩行能力推定法の開発．昭和医学会雑誌 2003；**63**：301-308．
7) Seichi A, Hoshino Y, Doi T, et al：Development of a screening tool for risk of locomotive syndrome in the elderly：the 25-question geriatric locomotive function scale．J Orthop Sci 2012；**17**：163-172．

第Ⅳ章 痛み・しびれのトピックス

第Ⅳ章 -2

拡散テンソル画像を用いた痛みの可視化についての試み

独立行政法人国立病院機構下志津病院 整形外科* 　江口　和*／金元洋人**
千葉大学大学院医学研究院 整形外科学**

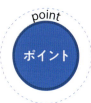
point
ポイント

1. 拡散テンソル画像（Diffusion Tensor Imaging；DTI）を用いて，腰神経を鮮明に描出できた．
2. DTI は腰椎椎間孔狭窄，腰椎椎間板ヘルニアなど腰神経障害を可視化でき，痛みと相関した．
3. DTI により，脊髄神経病変の可視化，機能評価などさらなる飛躍が期待される．

1　はじめに

　痛みは局所の刺激から末梢神経，脊髄を経由して大脳に伝わり痛みとして認識される．近年，脳機能イメージングとして，functional MRI（fMRI）[1] や MR spectroscopy[2] が盛んに行われている．腰神経障害は腰痛・下肢痛の原因となる．神経の形態学的評価は主に MRI が用いられているが，従来の MRI では画像上の神経根圧迫が必ずしも痛みの原因とはならないことも多く，痛みを生理的に捉えるのは不可能であった．

　MRI を用いて，水分子の移動（拡散）を強調し画像化したものが拡散強調画像（diffusion weighted image，以下 DWI）であり，プロトンの拡散運動に対して一定方向から運動検出傾斜磁場（motion probing gradient，以下 MPG）を引加して作成される[3]．拡散の大きさの指標としてADC（apparent diffusion coefficient）が用いられ，急性期脳梗塞の診断において DWI が必要不可欠であり[4]，現在，臨床現場で広く用いられている．また DWI は水分子の拡散のしやすさだけでなく拡散の方向性にも強い影響を与え，神経線維では軸索細胞膜やミエリン鞘が神経線維束と直行する方向への拡散を妨げるため，水分子の拡散等方性（isotropy）が失われる．このような状態を拡散異方性（anisotropy）

と表現し，この情報を選択的に記録したものが diffusion tensor imaging（以下，DTI）および tractography である．拡散異方性の強さを示す指標 fractional anisotropy（以下 FA）を用いて，神経損傷を定量評価できる．FA 値は 0〜1 の値をとり 1 に近づくほど強い anisotropy を持った状態，0 は完全に isotropic を示す．一般に神経損傷を起こすと神経線維に沿った拡散異方性が低下し，FA 値が低下する[5]．

近年，多発性硬化症などの脱髄変性疾患，手根管症候群など末梢神経慢性圧迫病変での DTI の有用性が報告されている[6]．腰神経における DTI の報告は 2011 年頃から散見されるが報告は少ない[7〜9]．Tractography の所見や DTI パラメーター ADC 値，FA 値の変化を捉えることにより腰部神経障害の定量評価ができる可能性がある．

本稿では腰神経障害の代表的疾患として，腰椎椎間孔狭窄と腰椎椎間板ヘルニアについて，拡散テンソル画像を用いた痛みの可視化について概説する．

2 腰椎椎間孔狭窄診断

腰椎椎間孔狭窄は脊椎退行性変化により椎間孔内外で神経根・腰神経が絞扼を受ける病態であり，同部位には痛覚受容器である後根神経節が存在し，激しい下肢痛を生じ難治性である[10]．しかし，この領域は Macnab ら[11]が hidden zone と紹介したように，画像診断法が進歩した現代でも見落とされやすく手術成績を悪化させる一因となる[12]．腰椎椎間孔狭窄の画像診断は，単純 X 線，CT，MRI[13〜15]，さらに選択的神経根ブロックなど機能的診断を組み合わせ総合的に診断する[16]．

従来の MRI では，腰椎椎間孔狭窄の false positive は 30〜40％ と報告され診断困難である[17]．現在の MRI では脊髄を分岐した腕神経叢や腰部神経根など外側病変を画像診断することは困難であり，新しい画像診断法が望まれている．DTI を用いて，腰椎椎間孔狭窄診断の有用性について検討した．

3 拡散テンソル画像の実際

3.0T MRI（GE healthcare 社製）を使用した．MPG は 11 軸同時引加型を用い，b value は 800 s/mm^2 を使用した．撮影時間は 5 分であった．Axial ADC map，FA map 上で，椎間孔部の L3〜S1 神経根の近位および遠位の 2 カ所に関心領域（region of interests；ROI）を設定し，ADC 値，FA 値の測定と腰神経の tractography を構築した（図 1）．全例，L3 から S2 にわたる腰椎神経の硬膜分岐から遠位にわたる鮮明な tractography が描出できた（図 2-d）．一方，椎間孔狭窄部神経根の途絶，狭窄など椎間孔狭窄を示唆する所見を認めた（図 2-e）．また FA 値は圧迫神経の近位，遠位で健常側に比べ有意に低下（$p < 0.001$，図 2-f），ADC 値は有意

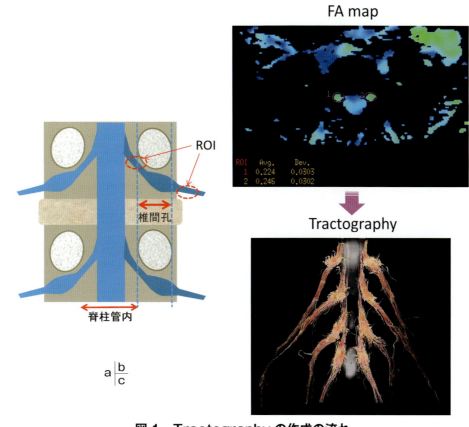

図1　Tractography の作成の流れ
椎間孔部神経根の近位および遠位2カ所にROIを設定し（a），FA値の測定（b）と腰椎神経叢 tractography（c）を作成した．

に上昇した（$p < 0.001$，図2-g）．

4　腰椎椎間板ヘルニアにおける痛みの可視化[18]

　腰椎椎間板ヘルニアによる坐骨神経痛は，Mixterら[19]によって1934年に初めて報告された．しかし，Bodenら[20]は健常者にも約半数に椎間板ヘルニアや脊柱管狭窄を認めたことを報告した．従来のMRIでは画像上の神経根圧迫が必ずしも痛みの原因とはならないことが多く，痛みを可視化することは困難であった．
　われわれはDTIを用いて腰椎椎間板ヘルニアの神経根障害における臨床症状との相関を検討した．腰椎椎間板ヘルニア手術症例11例に対し，術前，術後3カ月後，DTIを施行した．神経圧迫部遠位にROIを設定し，FA値およびADC値の平均値を計測した．臨床症状の重症度として術前・術後3カ月の日本整形外科学会股関節機能判定基準（以下JOA score, 29点満点），Roland-Morris Disability Questionnaire（RDQ；0〜24点），下肢痛VAS（0〜100 mm），下肢しびれVAS（0〜100

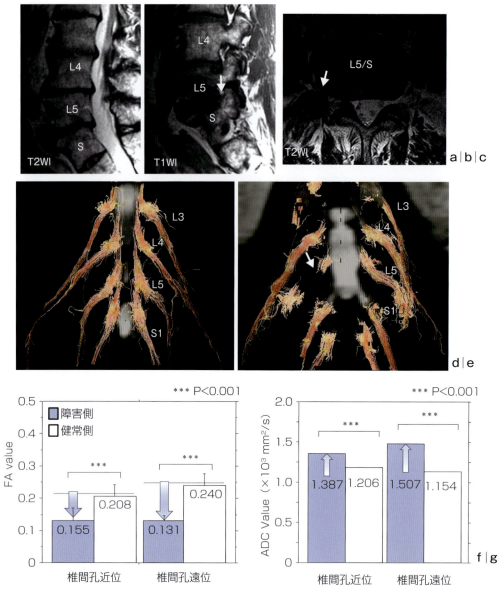

図2 従来法MRIと腰神経DTI, DTIパラメーターの結果

a, b, c：MRI；T2強調正中矢状断像（a）では脊柱管狭窄を認めない，T1強調傍矢状断像（b）では脂肪消失像あり（矢印），T2強調横断像（c）では健側に比し椎間孔出口狭窄を認める（矢印）．
d：健常者における腰部神経叢 tractography． L3：L3神経根　L4：L4神経根　L5：L5神経根　S1：S1神経根
e：右L5椎間孔狭窄の tractography. 矢印は椎間孔部の神経根途絶を示す．
f：FA値（A）　g：ADC値
青が障害側，白が健常側を示す．椎間孔の近位，遠位とも障害側で健常側に比べFA値が有意に低下（p＜0.001），ADC値は有意に上昇（p＜0.001）した．

mm)を計測した．JOA scoreに関しては術前JOA scoreとFA値が強い相関（r＝0.819, p＜0.001），ADC値が強い負の相関（r＝－0.630, p＜0.05）を認めた．RDQに関しては術前RDQとFA値が強い負の相関（r＝－0.744, p＜0.05），ADC値が強い正の相関（r＝0.763, p＜0.01）を認めた（図3）．

Tractographyの代表例（46歳，男性）を提示する．右L5/S1椎間板ヘルニアによる右S1神経障害．術前，JOA score：17点，下肢痛VAS：60 mm，しびれVAS：60 mmであり，術後，JOA score：29点，下肢痛VAS：0 mm，しびれVAS：10 mmと改善．Tractographyでは術前と椎間板ヘルニアで途切れていたが，術後，近位まで描出されており，治療効果を可視化できた（図4）．拡散テンソル解析から得たFA値，ADC値は臨床症状の重症度と相関しており，DTIパラメーターが重症度の指標となる可能性があり，神経障害の機能診断として期待される．

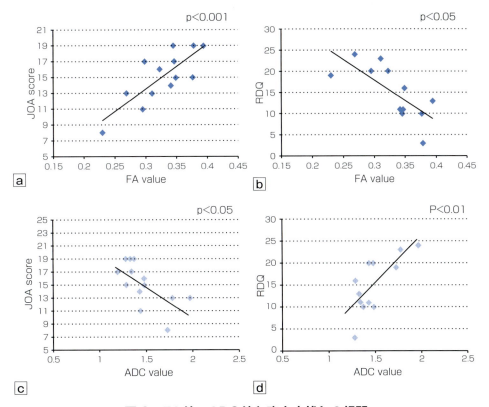

図3　FA値，ADC値と臨床症状との相関

JOA scoreに関しては，a：術前JOA scoreとFA値が正の相関（r＝0.819, p＜0.001），b：ADC値が負の相関（r＝－0.630, p＜0.05）を認めた．RDQに関しては，c：術前RDQとFA値が負の相関（r＝－0.744, p＜0.05），d：ADC値が正の相関（r＝0.763, p＜0.01）を認めた．

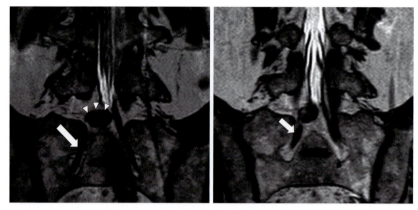

従来 MRI（3D-MRI）

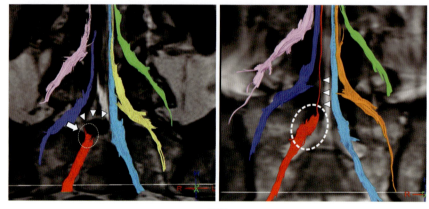

DTI

図4　右 L5/S1 椎間板ヘルニア術前後の 3D-MRI（a, b）と tractography（c, d）

3D-MRI冠状断像（a：術前，b：術後）：術前後とも神経根（矢印）に明瞭な変化を認められず神経障害の定量評価は不可能．

tractography（c：術前，d：術後）：術前ではヘルニアによって右 S1 神経途絶を認める（矢印）．術後，馬尾が明瞭に描出されているのが可視化できた（矢印）．

5　今後の展望——高解像 DTI

　3.0T MRI の登場により，短時間に高解像度の画像が得られるようになった．しかし，高磁場のため motion artifact の増大により信号のむらや画像のゆがみが生じ神経線維追跡に限界があり，今後，臨床応用にはさらなる画像解像度の向上が必須である．近年，voxel size を小さくする手法 reduced field of view（rFOV）を用いて高解像画像を得ることが可能である[9]．われわれは 3.0T MRI（GE healthcare 社製）を用いて，focus（局所励起）を併用した rFOV（FOV：10×6 cm，7分18秒）を用

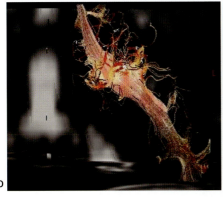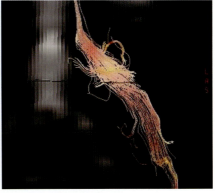

図5 左L5神経根のtractography
reduced FOV (rFOV) 法 (a) では，従来法 (b) に比べ神経根を明瞭に描出できた．

いて従来法（FOV：32×25 cm，5分）と比較検討した．従来法に比べrFOV法は神経根を鮮明に描出できた（図5）．高解像DTIにより精度の高い診断を試みている．

6 まとめ

近年，MRI装置の高磁場化やパルスシーケンスの改良に伴い，拡散テンソル画像をはじめとしたニューロイメージングが発展してきた．脊髄神経のDTIは技術的側面により臨床上広く普及した検査とは言いにくいが，従来のMRIにない情報が得られる可能性が報告されつつある．本研究から拡散テンソル画像により腰神経病変の可視化や疼痛という現象を数値として定量化できる可能性があり，脊髄神経病変の可視化，神経障害の機能診断などさらなる飛躍が期待される．

〈文　献〉

1) Kobayashi Y, Kurata J, Sekiguchi M, et al：Augmented cerebral activation by lumbar mechanical stimulus in chronic low back pain patients：an FMRI study. *Spine*　2009；**34**：2431-2436.
2) Shigemura T, Kishida S, Eguchi Y, et al：Proton magnetic resonance spectroscopy of the thalamus in patients with osteoarthritis of the hip. *Bone Joint Res*　2012；**1**：8-12.
3) Basser PJ, Pierpaoli C：Microstructural and physiological features of tissues elucidated by quantitative-diffusion-tensor MRI. *J Magn Reson B*　1996；**111**：209-219.
4) Minematsu K, Fisher M, Li L, et al：Diffusion-weighted magnetic resonance imaging：rapid and quantitative detection of focal brain ischemia. *Neurology*　1992；**42**：235-240.
5) Takagi T, Nakamura M, Yamada M, et al：Visualization of peripheral nerve degeneration and regeneration：monitoring with diffusion tensor tractography. *Neuroimage*　2009；**44**：884-892.
6) Khalil C, Hancart C, Le Thuc V, et al：Diffusion tensor imaging and tractography of the median nerve in carpal tunnel syndrome：preliminary results. *Eur Radiol*　2008；**18**：2283-2291.
7) Eguchi Y, Ohtori S, Orita S, et al：Quantitative evaluation and visualization of lumbar foraminal nerve root entrapment using diffusion tensor imaging：preliminary results. *AJNR Am J Neuroradiol*　2011；**32**：1824-1829.
8) Balbi V, Budzik JF, Duhamel A, et al：Tractography of lumbar nerve roots：initial results. *Eur Radiol*　2011；**21**：1153-1159.
9) Budzik JF, Verclytte S, Lefebvre G, et al：Assessment of reduced field of view in diffusion tensor imaging of the lumbar nerve roots at 3 T. *Eur Radiol*　2013；**23**：1361-1366.
10) Jenis LG, An HS：Spine update. lumbar foraminal stenosis. *Spine*　2000；**25**：389-394.

11) Macnab I : Negative disc exploration : an analysis of the causes of nerve root involvement in sixty-eight patients. *J Bone Joint Surg Am* 1971 ; **53** : 891-903.
12) Burton CV, Kirkaldy-Willis WH, Yong-Hing K, et al : Causes of failure of surgery on the lumbar spine. *Clin Orthop Relat Res* 1981 ; **157** : 191-199.
13) Hasegawa T, An HS, Haughton VM, et al : Lumbar foraminal stenosis : critical heights of the intervertebral discs and foramina. a crymicrotome study in cadavera. *J Bone Joint Surg Am* 1995 ; **77** : 32-38.
14) Kirkaldy-Willis WH, Wedge JH, Yong-Hing K, et al : Lumbar spinal nerve lateral entrapment. *Clin Orthop Relat Res* 1982 ; **169** : 171-178.
15) Vanderlinden RG : Subarticular entrapment of the dorsal root ganglion as a cause of sciatic pain. *Spine* 1984 ; **9** : 19-22.
16) Herron LD : Selective nerve root block in patient selection for lumbar surgery : surgical results. *J Spinal Disord* 1989 ; **2** : 75-79.
17) Aota Y, Niwa T, Yoshikawa K, et al : Magnetic resonance imaging and magnetic resonance myelography in the presurgical diagnosis of lumbar foraminal stenosis. *Spine* 2007 ; **32** : 896-903.
18) Eguchi Y, Oikawa Y, Suzuki M, et al : Diffusion tensor imaging of radiculopathy in patients with lumbar disc herniation : preliminary results. *Bone Joint J* 2016 ; **98B** : 387-394.
19) Mixter WJ : Rupture of the intervertebral disc with involvement of the spinal canal. *N Engl J Med* 1934 ; **211** : 210-215.
20) Boden SD, Davis DO, Dina TS, et al : Abnormal magnetic-resonance scans of the lumbar spine in asymptomatic subjects. a prospective investigation. *J Bone Joint Surg Am* 1990 ; **72** : 403-408.

第Ⅳ章 痛み・しびれのトピックス

第Ⅳ章 -3

骨粗鬆性疼痛

千葉大学大学院医学研究院 先端脊椎関節機能再建医学講座／整形外科学　折田純久

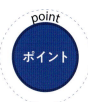
ポイント

1. 骨粗鬆症由来の疼痛には，外傷由来のものと骨粗鬆状態そのものがもたらす痛みがある（骨粗鬆性疼痛）．
2. 骨粗鬆性疼痛は，神経障害性疼痛の要素も含む混合性疼痛であり，複雑化・慢性化しうる．
3. 骨粗鬆症治療薬がおのおの異なる機序で骨粗鬆性疼痛の緩和に有用である．
4. 骨粗鬆性疼痛は85％は侵害受容性疼痛，15％は神経障害性疼痛の要素を持ち，体動時よりも安静時に自覚する痛みである．

1 骨粗鬆症と痛み

　骨粗鬆症患者では，骨脆弱性に伴う胸腰椎圧迫骨折や大腿骨頚部骨折などの脆弱骨外傷が時にADL・QOL障害をきたす強い疼痛を与える．特に高齢者における急性腰痛では，単純X線では骨折所見が検出されなくともMRIで検出される骨挫傷様の輝度変化が約8割の患者で認められたという報告もあり[1]，腰痛患者の病態を軽視もしくは看過することのないよう注意が必要である．一方，明らかな外傷を伴わず，さらにMRIなどの画像検査でも，有意な所見が得られないながらも慢性的な腰背部痛を訴える骨粗鬆症患者も経験する[2]．つまり骨粗鬆化そのものが疼痛をきたす可能性を示唆するものである．この「骨粗鬆状態そのものがもたらしうる痛み」は「骨粗鬆性疼痛」として着目され研究が進められている[3,4]．

　その機序の要素の一つとしてまず考えられるのは，現在の検査では検知できない微小骨折や変性変化が影響していると考えられる．一方，閉経後女性の慢性腰痛に中枢神経系の変化が関与しているという報告[5]や，転位性骨腫瘍痛の成因に破骨細胞の活

性化が関与しているという報告もあり，骨粗鬆状態そのものが疼痛源となる可能性について検討する必要がある．このような疼痛は臨床的所見も含め「骨傷の明らかでない骨粗鬆症患者が訴え，時に慢性化し治療に難渋しうる腰背部痛」と考えられている[6)7)]（図1）．

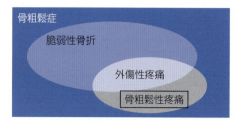

図1　骨粗鬆性疼痛の概念

骨粗鬆性疼痛は疼痛を訴える骨粗鬆症患者において，脆弱性骨折のない患者における骨粗鬆状態そのものが原因となる疼痛を指す．

2　骨粗鬆性疼痛の機序

卵巣摘出によるラット骨粗鬆症モデルを用いた研究では，骨粗鬆性疼痛は骨脆弱性に伴う物理的障害や破骨細胞による局所での微小酸性炎症環境とこれに伴う骨髄中の自由神経終末への機械的・化学的刺激[4)8)]（図2）や，感覚神経における知覚過敏，さらに脊髄における疼痛伝達機能の変化による慢性的な疼痛の知覚変化（図3）[9)]など，局所から中枢に至る疼痛経路での複数要因が関与していると考えられている．

さらに，骨粗鬆症によるこのような神経の変化は腰椎を含む骨硬組織を支配する知覚分布にも影響を与える（図4）[10)]．このため，骨粗鬆性疼痛における疼痛刺激変化は皮膚・骨分節に従いながら，全身的かつ漠然とした局在性の低い疼痛をもたらしている可能性が示唆される．動物実験や臨床研究の結果から，骨粗鬆性疼痛は85％は侵害受容性疼痛，15％は神経障害性疼痛の要素を持ち，体動時よりも安静時に自覚する痛みであるとされる[7)]．このように加齢に伴う骨代謝バランスの変化により，骨粗鬆症では骨粗鬆状態そのものが痛みの原因になりうる．

骨折に伴う痛みは手術を含む適切な治療

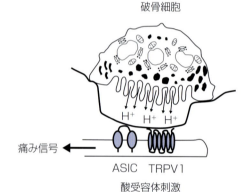

図2　活性化破骨細胞のもたらす疼痛の機序
（文献8より筆者改変）
破骨細胞が骨吸収時に形成する局所の微小酸性炎症環境が骨髄内に分布する神経の酸受容体を刺激することで痛みを発する．

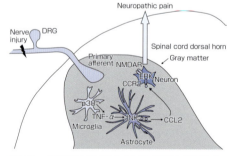

図3　脊髄後角におけるグリア細胞と神経細胞の相互作用（文献9より）
神経傷害によってマイクログリアから産生されたTNFαは脊髄後角におけるアストロサイトを活性化，中枢感作（central sensitization）を生成することで神経障害性疼痛を引き起こす．

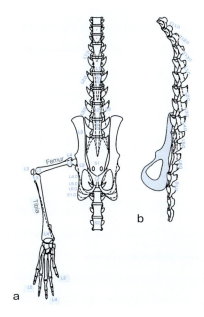

図4 スクレロトーム（骨分節）
（文献10より）
骨硬組織の知覚髄節を示す．下位腰椎の骨節はL2でありその分布範囲は比較的後半である．すなわち，上位腰椎後根神経節での変化の影響は腰椎全体に及びやすい．

が求められるため整形外科へのコンサルトが必要となるが，骨粗鬆性疼痛については強い痛みではないため緊急性は高くない．

定期的な有酸素運動がこの痛みを抑制し，特に骨粗鬆症薬併用の有効性が動物実験にて報告されている[4]．

3 骨粗鬆性疼痛と骨粗鬆症治療薬の関係

骨粗鬆症が疼痛の原因となりうることはこれまでに述べたとおりである．そして，骨粗鬆症の治療薬は鎮痛にも効果がある可能性が指摘されている（図5）[11]．骨粗鬆症治療薬の作用点は局所から脊髄まで多岐にわたっており，製剤によりおのおの異なる機序により働いている．特に，臨床でも骨粗鬆性疼痛患者に対して鎮痛作用が報告されているビスフォスフォネートは，感覚神経細胞の活性を抑制することで直接的に鎮痛効果をきたすことが確認され，さらにミノドロン酸など新型の第三世代ビスフォスフォネートは，脊髄後角における疼痛伝達細胞の一つであるマイクログリア細胞などを抑制することで鎮痛効果をもたらすという知見もある[12]．また，カルシトニン製剤は骨密度増強効果のほかに，脊髄後角におけるセロトニン受容体の産生に影響することで疼痛抑制に関与すると報告されている[13]．

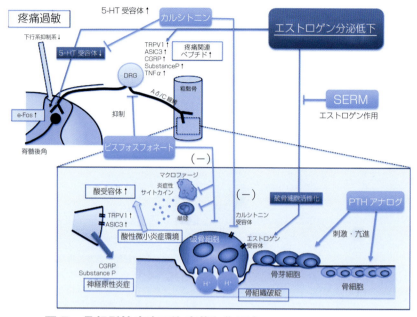

図5 骨粗鬆性疼痛の治療薬と作用点（文献11より引用改変）
これまで骨粗鬆症治療薬として用いられてきた各種薬剤が，異なる作用を持つ鎮痛作用を持ちうることが示唆されている．

4 おわりに

　骨粗鬆性疼痛は新規の疼痛概念であるが，臨床の現場では時に実感される疼痛であるため，超高齢社会において複数ある腰痛の一因として検討されるべき機序であろう．また骨粗鬆症患者では，骨を取り巻く筋肉の変性や筋肉量低下も痛みの大きな原因となっていると考えられ，このような複数要素が総合的に疼痛をきたしていると考えられる[6]．このように骨粗鬆性疼痛の機序には物理的，化学的機序などさまざまな機序が関与していると考えられるため，今後のさらなる研究と報告が期待されるところである．

〈文　献〉

1) Terakado A, Orita S, Inage K, et al：A clinical prospective observational cohort study on the prevalence and primary diagnostic accuracy of occult vertebral fractures in aged women with acute lower back pain using magnetic resonance imaging. *Pain Res Manag*　2017；**2017**：9265259.
2) 林　泰史：骨粗しょう症診療における臨床医の問診・診断・治療・日常生活指導に関する調査．*Osteoporosis Jpn*　1998；**6**：543-549.
3) Suzuki M, Orita S, Miyagi M, et al：Vertebral compression exacerbates osteoporotic pain in an ovariectomy-induced osteoporosis rat model. *Spine*　2013；**38**：2085-2091.
4) Orita S, Ohtori S, Koshi T, et al：The effects of risedronate and exercise on osteoporotic lumbar rat vertebrae and their sensory innervation. *Spine*　2010；**35**：1974-1982.
5) Papadokostakis G, Damilakis J, Mantzouranis E, et al：The effectiveness of calcitonin on chronic back pain and daily activities in postmenopausal women with osteoporosis. *Eur Spine J*　2006；**15**：356-362.

6) Orita S, Inage K, Suzuki M, et al：Pathomechanisms and management of osteoporotic pain with no traumatic evidences. *Spine Surg Relat Res* 2017；**1**：121-128.
7) Fujimoto K, Inage K, Orita S, et al：The nature of osteoporotic low back pain without acute vertebral fracture：a prospective multicenter study on the analgesic effect of monthly minodronic acid hydrate. *J Orthop Sci* 2017；**22**：613-617.
8) 平賀　徹：骨痛のメカニズム．松本俊夫，福永仁夫，米田俊之（編）：癌と骨病変．メディカルレビュー，2004；pp39-48.
9) Gao YJ, Ji RR：Chemokines, neuronal-glial interactions, and central processing of neuropathic pain. *Pharmacol Ther* 2010；**126**：56-68.
10) Takahashi Y, Ohtori S, Takahashi K：Sclerotomes in the thoracic and lumbar spine, pelvis, and hindlimb bones of rats. *J Pain* 2010；**11**：652-662.
11) Orita S, Ohtori S, Inoue G, et al：Osteoporotic pain. *In*：Dionyssiotis Y（ed）：Osteoporosis. Rijeka, Croatia, InTech, 2012；pp521-554.
12) Kakimoto S, Nagakura Y, Tamura S, et al：Minodronic acid, a third-generation bisphosphonate, antagonizes purinergic P2X (2/3) receptor function and exerts an analgesic effect in pain models. *Eur J Pharmacol* 2008；**589**：98-101.
13) Ito A, Kumamoto E, Takeda M, et al：Mechanisms for ovariectomy-induced hyperalgesia and its relief by calcitonin：participation of 5-HT1A-like receptor on C-afferent terminals in substantia gelatinosa of the rat spinal cord. *J Neurosci* 2000；**20**：6302-6308.

第Ⅳ章-4 サルコペニアの病態と疼痛の関連

西能病院 整形外科　西能　健

ポイント

① 超高齢社会日本において，われわれはサルコペニアの疾患概念を知り，病態理解を深め，治療対象として多角的にアプローチすることが必要である．

② 1,650例に対し体組成計を用い，筋・脂肪量などのデータを採取した．下肢筋量は30歳代をピークに減少していき，プレサルコペニア（筋量サルコペニア）は65歳以上で男性18.4%，女性23.2%に存在した．

③ 適切なレジスタンストレーニングは，下肢・体幹筋量を増加させ，さらには慢性腰下肢痛の改善をもたらす可能性がある．

1　はじめに

　総人口に対する65歳以上が占める割合が26%を超え，「超高齢社会」を邁進するわが国において，運動器変性疾患患者は増加の一途である．ロコモティブシンドロームは，「運動器の障害により運動機能が低下し，要介護になる危険が高い状態」として2007年日本整形外科学会より提唱され[1]，軟骨・靱帯の変性による脊椎変性疾患や変形性関節症に骨粗鬆症や筋力・筋量の減少などが重なることにより，ADL・QOLの低下を引き起こす状態と捉えられる．われわれ医療者は，本概念に対し，多方面からさまざまな方策を用いて超高齢社会に対峙していかなければならない．

2 サルコペニアとその診断

　サルコペニア（加齢性筋減少症，図1）は1989年にRosenbergにより提唱された疾患概念であり[2]，2010年に欧州ワーキンググループ（European Working Group on Sarcopenia in Older People，以下EWGSOP）により，「身体的な障害や生活の質の低下，および死などの有害な転帰のリスクを伴うものであり，進行性および全身性の骨格筋量および骨格筋力の低下を特徴とする症候群」と定義づけされた[3]．医療・介護において，またロコモティブシンドロームの一要因としても極めて重要な概念であり，その病態を理解把握し，解明に挑み，治療ターゲットとすることは21世紀の医療福祉において不可欠と考える．

　日本におけるサルコペニア診断は，EWGSOPの定義をもとに作成されたアジアワーキンググループ（Asian Working Group for Sarcopenia，以下AWGS）診断アルゴリズムが主に用いられている（図2）[4]．65歳以上の高齢者において，①歩行速度の低下または②握力の低下を認め，

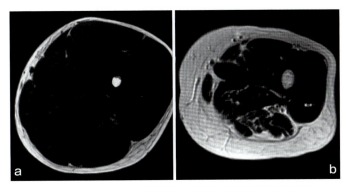

図1　年齢による大腿部の変化（MRI冠状断像）
a：20歳　b：80歳

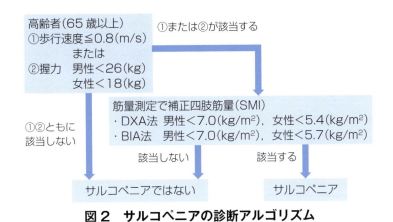

図2　サルコペニアの診断アルゴリズム

さらに③筋量の低下，を呈している状態をサルコペニアと診断する．筋量測定法にはDXA法（dual energy X-ray absorptiometry）とBIA法（bioelectrical impedance analysis）があるが，簡便で侵襲のないBIA法はDXA法と高い相関があることが示されており，近年広く使用されている[5,6]．

今後はさらに簡便でサルコペニア診断や病状把握を可能にする検査機器や血液バイオマーカーなどの研究が進んでいくことが期待される．

3 サルコペニアと年齢の関係

加齢とともに進行する筋力・筋量減少は体幹や四肢のどこで，どのタイミングで変化するのか，自験データをもとに検討する．整形外科外来に通院した18歳以上の運動器疾患患者1,650例を対象としてBIA法体組成計（タニタ社製MC-780A®）を用いて上肢，下肢，体幹の筋量および体脂肪量などを測定した．あわせてサルコペニア診断に必要な四肢筋量総和を身長の2乗で除した補正四肢筋量（skeletal mass index，以下SMI）を算出し，筋量のみ低下した状態（プレサルコペニア，筋量サルコペニア）の症例を抽出した．

結果は，上肢筋量は40〜50歳代をピークに全体として徐々に低下する傾向を示した．下肢筋量は30歳代をピークに漸減傾向を示し特に男性で大きく減少していた．体幹筋量は男女ともに40歳代がピークであり，減少傾向は四肢筋量に比べ軽微であった（図3）．SMIは男性で40歳代，女性は30歳代後半をピークとして徐々に減少し，カットオフ値男性7.0，女性5.7以下のプレサルコペニア症例は，60歳以上で顕著に出現することが示された（図4）．

高齢者の定義である65歳以上でみると，プレサルコペニアは男性18.4％，女性23.2％で存在することがわかり，さらに加齢に伴い増加することが示された．これはEWGSOPやAWGSなど各国の定義で若干は異なるものの，先行研究とほぼ同一の結果であった[7〜9]．

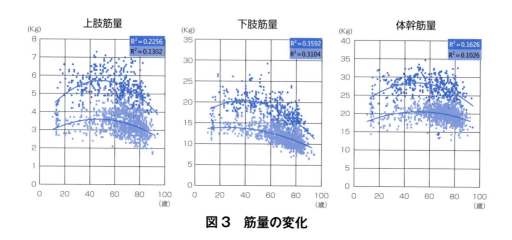

図3　筋量の変化

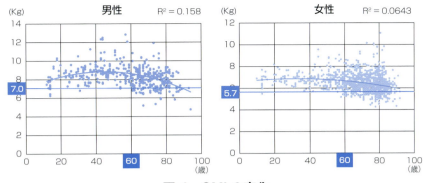

図4 SMIの変化

4 サルコペニアの治療

サルコペニアの治療には運動と栄養が挙げられている．運動はウォーキングなどの有酸素運動ではなく，筋力筋量増加を目的としたレジスタンストレーニング（無酸素運動）が推奨されている．そこで問題になるのが高齢者に対する運動の量・質・時間である．高強度負荷が筋量筋力増強に有効と言われているが，高齢者特にサルコペニア状態の症例に対する漫然とした高強度負荷トレーニングは異化作用亢進を引き起こし，体重減少など身体機能低下を引き起こすリスクがあり，また継続的な運動習慣につながらない可能性があるため注意が必要である．一方サルコペニア改善には，低～中強度負荷運動でも十分に効果が期待できるとの報告も近年散見されており[10)11)]，症例に応じたオーダーメイドの負荷強度トレーニングが望ましく，各症例のサルコペニア状態や既往症などに応じた丁寧な介入が求められる．

レジスタンストレーニングの効果を自験

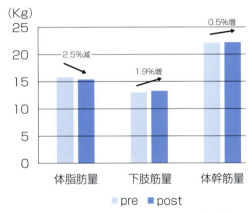

図5 レジスタンストレーニングの効果（体組成の推移）

データをもとに示す．慢性腰下肢痛30症例（平均年齢69.4歳）に対し，マシントレーニングを主とし，症例に応じた低～中強度負荷運動を3カ月間，平均週2.4回提供した．その結果，下肢筋量は増加し体幹筋量もわずかに上昇傾向を示した．一方で体脂肪量は減少し，レジスタンストレーニングの一定の有効性が示された（図5）．

5 サルコペニアと疼痛

　サルコペニアと疼痛に関しての研究はいまだ乏しく病態解明は不十分である．サルコペニアによって疼痛が引き起こされるのか，サルコペニアの病態に関与しているIL-6やTNF-αなどの炎症性サイトカインや性ホルモンなどが疼痛に関与しているのか，今後一層の研究と解明が待たれる[12)～14)]．

　高齢者に対するレジスタンストレーニング介入が疼痛にいかに影響するかを検討した．慢性腰下肢痛30症例に対し前出と同様に運動を提供し，介入前後で患者立脚型評価として日本整形外科学会腰痛評価質問票 JOA back pain evaluation questionnaire（JOABPEQ）を採取した．また visual analog scale（VAS）による腰痛，下肢痛，下肢しびれを採取し，介入3カ月前後の各項目の推移を検討した．その結果，JOABPEQ 5項目のうち唯一疼痛関連項目で統計学的に改善を示した．また腰痛VAS，下肢痛VASが3カ月間で有意に低下した（図6，図7）．本結果から高齢者

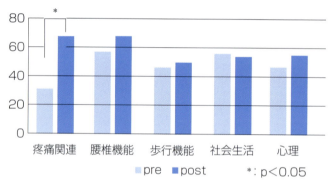

図6　レジスタンストレーニングの効果（JOABPEQの推移）

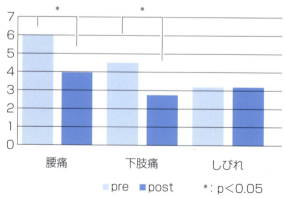

図7　レジスタンストレーニングの効果（VASの推移）

への運動介入は筋量増加，体脂肪量低下をもたらすだけでなく，疼痛（腰痛，下肢痛）の改善にも一定の効果をもたらす可能性が示唆された．

6 まとめ

サルコペニアについて，診断から疫学，病態と治療について現在の知見と自験例を踏まえて述べた．本疾患概念は非常に重要であり，われわれ医療者が本疾患の理解を深め，連携しさまざまな角度からアプローチすることはこれからますます求められるだろう．今後サルコペニアに対する創薬やバイオマーカーの応用，疼痛や日常生活との関連などさらなる研究が必要であり，それらが超高齢社会日本の一つの切り札になると思われる．

〈文　献〉

1) 公益社団法人日本整形外科学会：ロコモチャレンジ！ 推進協議会 ロコモパンフレット 2015 年度版．2015
2) Rosenburg IH：Epidermidic and methodrogic problems in determining nutritional status of older persons. *Am J Clin Nutr*　1989；**50**：1231-1233．
3) Cruz-Jentoft AJ, Baeyens JP, Bauer JM, et al：Sarcopenia：European consensus on definition and giagnosis：report of the European working group on sarcopenia in old people. *Age Ageing*　2010；**39**：412-423．
4) Chen LK, Liu LK, Woo J, et al：Sarcopenia in Asia：consensus report of the Asian working group for sarcopenia. *J Am Med Dir Assoc*　2014；**15**：95-101．
5) Verney J, Schwartz C, Amiche S, et al：Comparisons of a multi-frequency bioelectrical impedance analysis to the dual-energy X-ray absorptiometry scan in healthy young adults depending on their physical activity level. *J Hum Kinet*　2015；**14**：73-80．
6) Ling CH, de Craen AJ, Slagboom PE, et al：Accuracy of direct segmental multi-frequency bioimpedance analysis in the assessment of total body and segmental body composition in middle-aged adult population. *Clin Nutr*　2011；**30**：610-615．
7) Braumgartner RN, Koehler KM, Gallagher D, et al：Epidemiology of sarcopenia among the elderly in New Mexico. *Am J Epidemiol*　1998；**147**：755-763．
8) Miyakoshi N, Hongo M, Mizutani Y, et al：Prevalence of sarcopenia in Japanese women with osteopenia and osteoporosis. *J Bone Miner Metab*　2013；**31**：556-561．
9) 谷本芳美，渡辺美鈴，杉浦裕美子，他：地域高齢者におけるサルコペニアに関連する要因の検討．日本公衛誌　2013；**60**：683-690．
10) Taaffe DR：Sarcopenia-exercise as a treatment strategy. *Aust Fam Physician*　2006；**35**：130-134．
11) Watanabe Y, Madarame H, Ogasawara R, et al：Effect of very low-intensity resistance training with slow movement on muscle size and strength in healthy older adults. *Clin Physiol Funct Imaging*　2014；**34**：463-470．
12) Visser M, Pahor M, Taaffe DR, et al：Relationship of interleukin-6 and tumor necrosis factor-alpha with muscle mass and muscle strength in elderly men and women：the Health ABC Study. *J Gerontol A Biol Sci Med Sci*　2002；**57**：M326-M332．
13) Bian AL, Hu HY, Rong YD, et al：A study on relationship between elderly sarcopenia and inflammatory factors IL-6 and TNF-α. *Eur J Med Res*　2017；**22**：25．
14) Sakai Y：Sarcopenia in elderly patients with low back pain. *Pain Research*　2017；**32**：13-18．

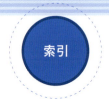

索引

数字

2ステップテスト　175
2点識別覚　053, 055
3段階除痛ラダー　150
99mTc-MDP　148
2025年問題　172

欧文

【A】
ABCD² スコア　098
Adson テスト　058
allesthesia　110
allodynia　105
American Spinal Injury Association (ASIA) Impairment Scale　071
anesthesia　104
angular artery　107
anisotropy　179
ankle brachial index (ABI)　046, 084, 121, 123
anterior choroidal artery　109
anterior parietal artery　107
anterior spinothalamic tract　106
anterior thalamoperforating artery　109
apparent diffusion coefficient (ADC)　179
Argyll-Robertson 瞳孔　108
arteriosclerosis obliterans (ASO)　121
Asian Working Group for Sarcopenia (AWGS)　193
atherectomy device　125

【B】
babinski 徴候　034
balloon kyphoplasty (BKP)　146
bare metal stent　125
bioelectrical impedance analysis (BIA) 法　194
bone modifying agents (BMA)　150
Bone Scan　148
Brown-Séquard syndrome　073
buzzing　104

【C】
carpal tunnel syndrome (CTS)　052
Catheter based Angiography　123
causalgia　105, 130
central sensitization　188
cervical angina　065
cervical line　036
cheiro-oral syndrome　106
chronic inflammatory demyelinating polyneuropathy (CIDP)　114
chronic persistent low back stiffness　083
cingulothalamic artery　109
complex regional pain syndrome (CRPS)　008, 130
cone of economy　010, 082
Continuous doppler　123
coronary artery disease (CAD)　124
covered stent　125
COX-2 選択的阻害 NSAIDs　039, 040
critical limb ischemia (CLI)　122
cross sectional area (CSA)　053, 056
CRPS 診断基準　131
cubital tunnel syndrome (CubTS)　055

【D】
diffuse idiopathic skeletal hyperostosis (DISH)　083
diffusion tensor imaging (DTI)　180
diffusion weighted image (DWI)　179
dual energy X-ray absorptiometry (DXA) 法　194
Duplex scan　123
dying back　023
dynamic canal stenosis　065
dysesthesia　104

【E】
Elbow flexion テスト　066
European Working Group on Sarcopenia in Older People (EWGSOP)　193

【F】
FDG-PET　148
femoral nerve stretching test (FNST テスト)　082
fibromyalgia syndrome (FMS)　140
flick sign　052
Fontaine 分類　121
formication　104
fractional anisotropy (FA)　180
Frailty　173
Froment 徴候　056
functional MRI (fMRI)　179

【G】
Gasser ganglion　106
Gerstmann 症候群　106
Glasgow Coma Scale (GCS)　111
glove & stocking 型　114
graphesthesia　106
Guillain-Barré 症候群　023

【H】
Halstead テスト　058
hexenschuss　048
hidden zone　180
Hoffman 反射　034
hospital anxiety and depression scale (HADS)　159
hyperesthesia　104
hyperpathia　109
hypesthesia　104

【I】
image guided radiation therapy (IGRT)　151
Inflow disease　124
intensity modulated radiation therapy (IMRT)　151
intermittent claudication (IC)　121
isotropy　179

【J】
Jackson テスト　062
Jacoby 線　088

索 引

【L】
L2 神経根ブロック　049
Lasègue 徴候　032
lateral posterior choroidal artery　109
lateral spinothalamic tract　105

【M】
main or chief sensory nucleus　106
MDCT Angiography　123
mechanical low back pain or leg pain　088
medial lemniscus　106
medial posterior choroidal artery　109
mesencephalic tract　106
Mizuno テスト　065
Morley テスト　058, 066
motion probing gradient (MPG)　179
MR Angiography　123
MRI　148
MR spectroscopy　179

【N】
National Institute of Health Stroke Scale (NIHSS)　100, 105
neuralgic amyotrophy (NA)　060
Neurological level of injury (NLI)　071
nonmechanical spinal conditions　088
noradrenergic and specific serotonergic antidepressant (NsSSA)　041
NSAIDs　038, 040
nucleus cuneatus　106
nucleus gracilis　106
numbness　104
numerical rating scale (NRS)　072

【O】
onion-peel 状　031
onion-skin pattern　025
outflow disease　124

【P】
PainDETECT　005, 009
Pancoast 腫瘍　066
Pancoast 症候群　028
paresthesia　104
parieto-occipital artery　107
Parinaud sign　108
Parsonage-Turner syndrome　060
peripheral arterial disease (PAD)　084, 124
Phalen テスト　053, 066
picking　104
pincers mechanism　065
posterior choroidal artery　109
posterior parietal artery　107
posterior thalamoperforating artery　109
postherpetic neuralgia (PHN)　136, 137
pure sensory stroke　101

【Q】
quick inventory of depressive symptomatology (QIDS-J)　159

【R】
Ra-223　151
radiculo-myelopathy　068
RANK　150
RANKL 受容体　150
recombinant tissue-type plasminogen activator (rt-PA)　098
red flag sign　088
reduced field of view (rFOV)　184
reflex sympathetic dystrophy (RSD)　131
restless leg syndrome　030
rigidity　032
ring finger splitting　053, 055, 062, 066
Romberg 試験　036
Roos テスト　059, 066
Rutherford 分類　121

【S】
selective serotonin reuptake inhibitor (SSRI)　041
Semmes-Weinstein monofilament テスト　053, 055
sensory dissociation　110
sensory extinction　106
sensory level　024
serotonin noradrenalin reuptake inhibitor (SNRI)　041
signature zone　024
skeletal mass index (SMI)　194
skeletal related events (SRE)　150
skin perfusion pressure (SPP)　122
spasticity　032
spinal trigeminal tract & nucleus　106
splenothalamic artery　109
Spurling テスト　062, 065
Sr-89　151
straight leg raising test (SLR テスト)　082, 085
subsynovial connective tissue (SSCT)　053
superior thalamic radiation　106
suprathalamic pain　106

【T】
TASC II ガイドライン　124
thalamic agnosia　108
thalamic amnesia　108
thalamic aphasia　108
thalamic pain　109
thalamogeniculate artery　109
thalamotuberal artery　109
The extended reattribution and management model (TERM model)　158
thoracic outlet syndrome (TOS)　057
Tinel 徴候　053, 055, 062
tingling　104
tractography　180
transcutaneous electrical nerve stimulation (TENS)　042
transient ischemic attack (TIA)　098
Treadmill test　123

【V】
varicella zoster virus（VZV） 136
visceral disease 088
visual analog scale（VAS） 031
vitB$_{12}$製剤 039
VPL 核 106
VPM 核 106

【W】
Wallenberg 症候群 034, 102, 110
weight bearing index（WBI） 175
winking owl sign 148
Wright テスト 058

【Z】
zoster associated pain（ZAP） 136

【あ】
亜急性腰痛 015, 080
アキレス腱反射 034
アジアワーキンググループ 193
アシクロビル 137
アセトアミノフェン 038, 040
圧迫骨折型 047
アテローム血栓性梗塞 097
アミトリプチリン 137
アミロイドーシス 114
アミロイドニューロパチー 034
アラキドン酸カスケード 039
アルドース還元酵素阻害薬 117
アロディニア 008, 071, 090

【い】
異化作用亢進 195
萎縮 131
異常感覚 007, 104
痛み 002
痛み回避行動 168
痛み行動 153, 159
痛み刺激 163
痛みと記憶 154
痛みと情動 154
痛みのカウンセリング 166
位置覚 036
一次感覚野 106

異痛症 105
一過性脳虚血発作 098
遺伝子組み換え組織型プラスミノゲンアクティベーター 098

【う】
うつ病 157
運動系 031
運動検出傾斜磁場 179
運動神経遠位潜時 053
運動麻痺 007
運動療法 042, 048

【え】
会陰部灼熱感 045, 081
エチゾラム 040
塩化ラジウム 151
鉛管様固縮 032
炎症 016
炎症性サイトカイン 196
延髄外側症候群 025, 110

【お】
欧州ワーキンググループ 193
黄色靱帯 045
横断性脊髄障害 024
オピオイド 038, 041
オペラント学習 168
折りたたみナイフ現象 032
温覚 036
温熱療法 042, 048

【か】
開眼片脚立ち（開眼片脚起立） 177
外側脊髄視床路 030, 105
海馬 156
外反肘 055
解剖学的バイパス術 125
解離性感覚障害 024
カウザルギー 130, 147
下顎神経 031
角回動脈 107
拡散異方性 179
拡散運動 179
拡散強調画像 179
拡散等方性 179

下行性疼痛抑制路 156
下肢伸展挙上試験 082
仮想バランス円錐 010
画像誘導放射線治療 151
下腿痛 012
滑車上肘靱帯 055
滑膜炎 046
下頭頂小葉 105, 106
下方群 109
カルシトニン製剤 189
加齢性筋減少症 193
簡易抑うつ症状尺度 159
寛解因子 031
寛解増悪因子 027
感覚解離 110
感覚過敏状態 071
感覚系 031
感覚障害の分布とレベル 035
感覚神経遠位潜時 053
感覚連合野 105
ガングリオン 055
間欠牽引療法 067
間欠性跛行 045, 081, 121
監視下運動療法 123
患者教育 042, 048
眼神経 031
がん性髄膜炎 148
がん性疼痛 145
　──の分類 145
関節包 080
関連痛 090

【き】
キアリ奇形 077
記憶 155
機械的腰痛 083
危険信号 016
偽神経腫 053
ぎっくり腰 048
機能的電気刺激法 042
気分障害 157
逆 Phalen テスト 053
ギャバロン® 072
弓状靱帯 055
急性下肢虚血 120
急性疼痛 003
急性動脈閉塞疾患の"5P" 120
急性腰痛 015, 080
急性腰痛症 048
胸郭出口症候群 028, 052, 057, 066

索　引

胸郭出口部　058
強化子の出現　168
強度変調放射線治療　151
橋腕傍核　156
極超音波　042
虚血性心疾患　124
ギラン・バレー症候群　061, 113
筋緊張　032
筋弛緩薬　038, 040
筋量　194
筋量サルコペニア　192, 194

く

屈筋腱皮下断裂　055
屈筋支帯　055
くも膜下出血　097
クロナゼパム　040
クロピドグレル　123

け

痙性　032
頚椎カラー　067
頚椎症性神経根症　064
頚椎症性脊髄症　065
経皮的椎体形成術　146, 151
経皮的電気神経刺激療法　042
頚部脊髄症　028
頚肋　058, 059
血管炎性ニューロパチー　114
血管芽腫　077
血行再建　124
楔状束核　106
血栓内膜切除術　125
ケナコルト®　054
牽引治療　042, 046
腱周囲滑膜　053
腱反射　032

こ

抗うつ薬　038, 041
後外側腹側核　106
硬化性変化　148
後骨間神経麻痺　061
後索　028, 030, 106
硬性コルセット　047
後退眼振　108
抗てんかん薬　038
後頭頂動脈　107

後内側腹側核　106
抗不安薬　038, 040
後壁損傷　047
後方群　109
硬膜外腔　044
硬膜外持続カテーテル　044
硬膜外副腎皮質ステロイド薬注入療法　044
硬膜外ブロック　044, 067
硬膜形成術　077
絞扼性神経障害　052
小刻み歩行　032
固縮　032
骨関連事象　150
骨修飾薬　150
骨折　016
骨粗鬆症　172
骨粗鬆性疼痛　187
骨分節　189
こむら返り　030
コルセット療法　042
混合性疼痛　187

さ

錯語　108
索路症状　073
鎖骨下動静脈　058
坐骨神経痛　181
サルコペニア　173, 193
猿手変形　053
サルポグレラート　123
三環系抗うつ薬　137
三叉神経　024
三叉神経主知覚核　106
三叉神経脊髄核　031
三叉神経脊髄路　025, 031
三叉神経脊髄路核　106
三叉神経中脳路核　106

し

ジアゼパム　040
自己免疫疾患　061
視床　106
視床性失語　108
視床性失認　108
視床痛　109
ジストロフィー　131
姿勢反射障害　032
膝蓋腱反射　034

自発言語減少　108
しびれ　007, 022
　——の寛解増悪因子　027
　——の経過　027
　——の発症様式　027
　——の分布　027
斜角筋三角部　058
尺側手根屈筋　055
灼熱痛　105, 147
ジャックナイフストレッチ　047
尺骨神経　056
尺骨神経高位麻痺　055
尺骨神経脱臼　055
斜偏視　108
シャルコー・マリー・トゥース病　114
シャント手術　077
重症下肢虚血　122
縮瞳　108
手根管開放術　055
手根管症候群　028, 031, 052, 066
手根管内ステロイド注射　054
手内筋　055
腫瘍　016
純粋感覚性脳卒中　101
上衣腫　077
障害されている系統　031
障害されているレベル　031
障害髄節　024
上顎神経　031
小胸筋下間隙　058
上肢 Barrè 試験　032
上視床放線　106
小指深指屈筋　055
情動　154
情動神経回路　155
上頭頂小葉　105, 106
情動的分析機構　158
小児もやもや病　107
上腕三頭筋反射　033
上腕二頭筋反射　033
上方群　109
上方注視麻痺　108
触覚　036
触覚過敏　104
触覚消失　104
触覚鈍磨　104
自律神経系　031
シロスタゾール　123
心因性疼痛　003, 090
侵害受容性疼痛　003, 009, 038,

146
神経学的損傷高位　071
神経根型　043, 045
神経根症　073
神経根障害　028, 181
神経根ブロック　044, 047, 067
神経障害性疼痛　002, 003, 009, 038, 040, 136, 147
神経障害性疼痛スクリーニング質問票　005
神経性間欠跛行　084
神経叢　023
神経痛　090
神経痛性筋萎縮症　052, 060
神経伝導速度検査　053, 056
神経内視鏡　111
神経・馬尾性腰痛　081
神経モビライゼーション　045
心原性脳塞栓症　097
人工椎間板置換術　067
心身症診断・治療ガイドライン2006　164
心身症としての慢性疼痛の診断ガイドライン　164
靱帯　080
身体症状症　153
身体症状症 somatic symptom disorder の診断基準　157
深達性温熱　042
診断学的トリアージ　016
伸展マニピュレーション　045
振動覚　036
腎動脈硬化症　124
心理行動的アプローチ　042, 048
心理社会的因子　010

す

髄液灌流障害　077
髄核　043, 080
髄節症状　073
髄節性　065
錐体外路の障害　032
錐体路　028
錐体路の障害　032
水頭症　108
水痘／帯状疱疹ウイルス　136
水平注視障害　108
髄膜がん腫症　148
睡眠の障害度　031
ズーデック骨萎縮　130

頭蓋内圧亢進症状　108
スクレロトーム　189
スクワット　177
ステント留置　124
ストロンチウム　151

せ

星状神経節ブロック　143
正中神経圧迫テスト　053
正中神経横断面積　053
正中神経低位麻痺症状　052
赤外線　042
脊髄　031, 131
脊髄空洞症　034, 073, 077
脊髄視床路　024, 028, 030
脊髄症　073
脊髄損傷　070
脊髄損傷後疼痛　040
脊椎圧迫骨折（高齢者，骨粗鬆症患者）　043, 047
脊椎後方固定術　152
脊椎すべり症　085
脊椎マニピュレーション　045
セレコックス®　039
セロトニン受容体　189
セロトニン・ノルアドレナリン再取り込み阻害薬（serotonin noradrenalin reuptake inhibitor）　041
線維筋痛症　040, 140
線維筋痛症（うつ型）　143
線維筋痛症（筋緊張亢進型）　143
線維筋痛症（筋付着部炎型）　143
線維筋痛症診断基準　142
線維筋痛症の予備診断基準　142
線維筋痛症の予備診断基準改訂版　143
線維輪　043, 080
前骨間神経麻痺　061
仙骨硬膜外ブロック　044
全周性石灰化　122
前脊髄視床路　106
選択的セロトニン再取り込み阻害薬　041
疝痛　092
前頭頂動脈　107
前方移所術　056
前方除圧固定術　067

そ

増悪因子　031
双極性障害　157
装具療法　042, 046, 048
ゾーフィゴ®　151
足関節上腕血圧比　046, 084
ソル・メドロール®　070
ゾレドロン酸　150

た

第一肋骨奇形　058
体脂肪量　194
体重支持指数　175
対称性多発ニューロパチー　117
帯状疱疹　136
帯状疱疹関連痛　136
帯状疱疹後神経痛　040, 041, 136, 137
帯状疱疹後疼痛　040
対処行動　159
体性痛　090, 146
大腿神経伸展試験　082
大腿痛　012
第2虫様筋　053
大脳皮質一次感覚野　105, 106
立ち上がりテスト　175
多発神経障害　022, 023, 114
多発単神経障害　022, 023, 114
短音波　042
単純X線　148
単純除圧術　056
単神経障害　022, 030
ダントロレン　040
短母指外転筋　053

ち

知覚低下　007
知覚転位　110
肘屈曲テスト　055
中心後回　105
中心性頚髄損傷例　072
中枢感作　188
肘部管症候群　052, 055, 066
肘部管部　055
超音波　042
腸骨動脈領域血管内治療　126
長索路症状　065
治療的電気刺激法　042
鎮痛薬使用の5原則　149

索引

つ
椎間関節　045, 080
椎間関節性腰痛　081
椎間孔開放術　067
椎間板　080
椎間板性腰痛　080, 081
椎間板ヘルニア　083
椎間板変性　045
椎弓　080
椎弓切除術　085
椎体　080
痛覚　036
痛覚過敏　109

て
低周波治療　046
手口感覚症候群　027, 031, 101, 106, 109
デノスマブ　150
デュロキセチン　039, 143
デルマトーム　023, 035
転移性脊椎腫瘍　083
殿部痛　011, 012

と
統合失調症　157
橈骨遠位端骨折変形治癒　053
頭頂後頭動脈　107
頭頂葉連合　106
疼痛　002
糖尿病性神経障害　040
糖尿病性ニューロパチー　113, 117
動脈硬化性疾患　120
特異的腰痛　015
ドクターショッピング　157
徒手筋力テスト　032
突出痛　146
トラマドール製剤　138
トリアムシノロンアセトニド　054
トリガーポイント注射　143

な
内上顆切除術　056
内臓痛　090, 146
内側前腕皮神経　059
内側毛帯　024, 030, 106

内側毛帯路　030
内的環境変化　156
内反肘　055
軟骨終板　080

に
ニューロパチー　113
尿閉　043
認知行動療法　042, 048
認知行動療法的アプローチ　165

の
ノイロトロピン®　039, 138
脳　031
脳幹　106
脳機能イメージング　179
脳梗塞　097, 098
脳出血　097
脳神経の可塑的変化　131
脳卒中　097
脳卒中治療ガイドライン　110
ノルアドレナリン・セロトニン作動性抗うつ薬　041
ノルトリプチリン　137

は
排尿障害　031
排尿遅延　045
バイパス手術　125
排便障害　031
パーキンソン症候群　032
薄束核　106
歯車様固縮　032
バクロフェン　040, 072
破骨細胞　082, 187
罰子の出現　168
馬尾（神経）　081
馬尾型　043, 045
パミドロン酸　150
バラシクロビル　137
バルーン拡張　124
破裂骨折型　047
半月神経節　106
反射性交感神経性ジストロフィー　130
半側空間無視　106, 108

ひ
非解剖学的バイパス術　125
ビスホスホネート　150, 189
非選択性NSAIDs　039
非特異的腰痛　016, 017, 043, 047, 080
ヒト抗RANKLモノクローナル抗体　150
皮膚灌流圧　122
非優位半球病変　108
表在性温熱　042
病態失認　108
頻尿　045

ふ
ファムシクロビル　137
不安と抑うつの評価　159
不快感情　163
不快情動体験　164
複合性局所疼痛症候群　008, 130
腹側三叉神経視床路　025
物理的分析機構　158
負の強化　168
部分感覚発作　107
フレイル　173
プレガバリン　039, 040, 071, 138, 143
プレサルコペニア　194
プロスタグランディンE1　038
ブロードマン領野　105
ブロック治療　042, 044, 045
プロトン　179
分離部ブロック　047

へ
閉塞性動脈硬化症　121
変形性肘関節症　055
ベンゾジアゼピン　040
扁桃体　155

ほ
膀胱直腸障害　043, 045, 081
放散痛を伴う腰痛　083
母指球筋　053
母指探し試験　036, 037
母指対立筋　053

203

補正四肢筋量　194
ホットパック　042
ホルモン療法　150

ま

マイクロウェーブ　042
マイクログリア細胞　189
マイナートランキライザー　040
魔女の一撃　048
末梢血管障害　120
末梢神経　023, 031
末梢動脈疾患　084, 124
麻痺（筋力低下も含む）　043
慢性炎症性脱髄性多発根ニューロパチー　114
慢性下肢虚血　121
慢性疼痛　003
慢性腰痛　015, 049, 080

み

ミロガバリン　041

む

無酸素運動　195

め

メコバラミン　071
メタストロン®　151
メチコバール®　071
メチルプレドニゾロンコハク酸エステルナトリウム　070

も

モントリオール宣言　002

や

薬剤被覆性バルーン　125
薬剤溶出性ステント　125

ゆ

優位半球病変　108
癒着性くも膜炎　077
癒着剥離　077

よ

溶骨性変化　148
腰椎固定術　085
腰椎すべり　045
腰椎すべり症　085
腰椎椎間孔狭窄　180
腰椎椎間板ヘルニア　043, 085
腰椎分離症（青少年期）　043, 046
腰痛　009, 014
腰痛学級　018
腰痛診療ガイドライン　014
腰部脊柱管狭窄症　043, 044, 083, 084

ら

ラクナ梗塞　097
ラット骨粗鬆症モデル　188

り

リエゾン療法　010
理学療法　045
リドカイン軟膏　138
リニアック装置　151
リマプロスト　038

リリカ®　071

る

ルシュカ関節　064

れ

レジスタンストレーニング　192, 195

ろ

肋鎖間隙　058
ロコチェック　174
ロコモ25　176, 177
ロコモーショントレーニング（ロコトレ）　177
ロコモティブシンドローム（ロコモ）　172, 193
ロコモティブシンドローム度判定　174
ロコモ度1　175
ロコモ度2　175
ロコモ度テスト　174

わ

鷲手変形　056
腕神経叢　058
腕神経叢造影　059
腕橈骨筋反射　033

プライマリ・ケア臨床でみる
腰痛・手足しびれ診療最前線

発　行	2019年3月20日　第1版第1刷Ⓒ
編　集	大鳥精司・折田純久
発行者	青山　智
発行所	株式会社 三輪書店
	〒113-0033　東京都文京区本郷6-17-9　本郷綱ビル
	☎ 03-3816-7796　FAX 03-3816-7756
	http://www.miwapubl.com
装　丁	有限会社 TAMON
印刷所	シナノ印刷株式会社

本書の内容の無断複写・複製・転載は，著作権・出版権の侵害となることがありますのでご注意ください．
ISBN978-4-89590-653-1 C3047

|JCOPY| 〈出版者著作権管理機構　委託出版物〉

本書の無断複製は著作権法上での例外を除き禁じられています．複製される場合は，
そのつど事前に，出版者著作権管理機構（電話 03-5244-5088，FAX03-5244-5089,
e-mail：info@jcopy.or.jp）の許諾を得てください．

■「脊椎脊髄ジャーナル」で最も読まれた特集号をアップデート＆12項目を書き下ろし！

Dynamic diagnosisに必要な 脊椎脊髄の神経症候学

好評

編集　**福武 敏夫**
（亀田メディカルセンター神経内科部長）

德橋 泰明
（日本大学板橋病院副院長／医学部整形外科学系整形外科学分野主任教授）

坂本 博昭
（大阪市立総合医療センター小児脳神経外科教育顧問／
大阪市立大学大学院医学研究科脳神経外科学特任教授）

　本書の元になった脊椎脊髄ジャーナルの総特集「Dynamic diagnosisに必要な脊椎脊髄の神経症候学」の特大号が発刊されたのは2005年5月のことである。雑誌の命は書籍よりも短く，1年もすれば忘れ去られることも多い中で，この特大号は10年以上にわたって売れ続け，同誌の中では販売部数が最も多い号となっている。これは画像検査や種々の機器検査，生化学的検査や遺伝子検査が飛躍的に発展を遂げてきている現今においても，「病歴と診察に何度も立ち返らないと良い診療ができない」という臨床現場の医師の実感が生きている証拠と考えられる。

　本書は先の総特集を当時の著者たちと一部の新しい著者たちによって，新しく改版したものである。各著者は，神経内科，整形外科，脳神経外科，泌尿器科，放射線科，リハビリテーション科などを専門とするため，本書は多角的な視点で執筆されているという特長ももつ。本邦初の脊椎脊髄に特化した神経症候学の書籍の誕生である。項目には，最近注目されている領域の何本かの論文（Surfer's myelopathy，強直性脊椎炎，仙腸関節炎，視神経脊髄炎，脊髄サルコイドーシス）も新たに追加している。

　当然ながら，私たちは前記の臨床現場の医師の実感を噛みしめながらも，機械的技術の成果を捨て去るわけにはいかない。Dynamic diagnosisと称したのは，臨床的技術（病歴聴取と神経学的診察）と機械的技術とをダイナミックに結びつける，新時代の神経症候学を提唱するためである。本書が外来診察室やベッドサイドで有効に利用され，そうした症候学が根付き，発展することを期待したい。

■ **主な内容** ■

第1章　診察のこつ
病歴聴取および診察のポイント―整形外科から
病歴聴取および診察のポイント―脳神経外科から
病歴聴取および診察のポイント―神経内科から

第2章　部位別の神経学
大後頭孔の症候―大後頭孔症候群
上位頸椎部障害の神経症候
C3/4高位障害の特徴
中下位頸椎の症候―神経根症，脊髄症の臨床的特徴と高位診断の指標
上中位胸椎の神経症候
下位胸椎，上位腰椎の神経症候
腰仙髄部（馬尾）の神経症候

第3章　脊椎脊髄病変との鑑別診断
脳血管障害と脊椎脊髄病変との鑑別
Parkinson病と脊椎脊髄病変との鑑別
神経叢疾患と脊椎脊髄病変との鑑別
末梢神経疾患と脊椎脊髄病変との鑑別
筋疾患と脊椎脊髄病変との鑑別
胸痛・腹痛を呈する内臓疾患と脊椎脊髄疾患との鑑別
心因性疼痛―新たな視点に立った解釈と層化の実際

第4章　脊椎脊髄疾患の病理学的分類からみた神経症候
脊椎脊髄先天奇形
脊椎脊髄腫瘍
頸椎変性疾患
腰部脊柱管狭窄症
頸椎部 flexion myelopathy
強直性脊椎炎と仙腸関節炎
脊髄サルコイドーシス
多発性硬化症（MS）
視神経脊髄炎（NMO）
筋萎縮性側索硬化症
代謝性脊髄症
脊髄血管障害
脊椎脊髄損傷の神経学的診断
特発性脊髄ヘルニア
脊髄空洞症

第5章　脊椎脊髄疾患における注目すべき症状
脊髄・末梢神経由来の慢性疼痛
脊椎脊髄疾患とめまい
Dropped head syndrome（首下がり症候群）
下垂腕徴候
Myelopathy hand
頸部神経根症による下垂指（drop fingers）
Surfer's myelopathy
腰痛，下肢痛
脊椎脊髄疾患における歩行障害
歩行障害と間欠跛行
下垂足
皮膚自律神経症状
膀胱直腸障害，排尿障害

第6章　脊椎脊髄疾患における神経症候と検査所見の対応
髄内病変のMRI―髄内腫瘍と脊髄腫大をきたす非腫瘍性疾患
電気生理学的検査との対応
髄液検査

索　引

● 定価（本体 8,000円＋税）　B5　316頁　2017年　ISBN 978-4-89590-586-2
お求めの三輪書店の出版物が小売書店にない場合は，その書店にご注文ください．お急ぎの場合は直接小社に．

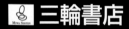　**三輪書店**　〒113-0033 東京都文京区本郷6-17-9 本郷綱ビル
編集☎03-3816-7796　FAX 03-3816-7756　　販売☎03-6801-8357　FAX 03-6801-8352
ホームページ：https://www.miwapubl.com